हेपेटाइटिस

एक मौन महामारी – कारण, लक्षण, उपचार एवं बचाव

डॉ. सुशील कुमार यादव

एमबीबीएस,एमडी (इंटरनल मेडिसिन)
एसोसिएट प्रोफेसर, मेडिसिन विभाग
उत्तरप्रदेश यूनिवर्सिटी ऑफ़ मेडिकल साइंसेज
नोडल अधिकारी NVHCP,भारत सरकार
ज़ोनल कॉर्डिनेटर रिसर्च सोसाइटी ऑफ़ डायबिटीज इन इंडिया
राष्ट्रीय सयोंजक विलियम ऑसलर हेल्थ फाउंडेशन

KAVYA PUBLICATIONS

Publisher:

SDR INNOWAYS INDIA PVT. LTD.
667, Rajaward, Kulpahar, Mahoba - 210426

Imprint:
KAVYA PUBLICATIONS
Plot No.107C, Hanuman Khand, Gulabvatika, Behta Hazipur, Loni-UP (Near Dilshad Garden Delhi) NCR -201102

Mob. : 7905266820
Website : www.kavyapublications.com
E-Mail : info@kavyapublications.com

ISBN : 978-93-6431-367-4
Price : 299/-INR
Year : 2025

This book is printed at MTL and published by author Ajay Agrawal, CEO of SDR Innoways India Pvt. Ltd. Kulpahar Mahoba with its imprint and centre, Kavya Publications Delhi.

विषयसूची

अध्याय : 1

प्रस्तावना

"रोग का इलाज सिर्फ दवा से नहीं, बल्कि जानकारी, जागरूकता और समय पर समझदारी से होता है।"

हेपेटाइटिस — एक ऐसा शब्द जो सुनने में साधारण लगता है, लेकिन इसके प्रभाव असाधारण रूप से गंभीर हो सकते हैं। यह केवल एक चिकित्सा शब्द नहीं, बल्कि उन लाखों ज़िंदगियों का प्रतिनिधित्व करता है जो इस रोग से जूझ रही हैं - कभी जानकारी के अभाव में, कभी इलाज की पहुंच से दूर, तो कभी सामाजिक उपेक्षा की मार झेलते हुए।

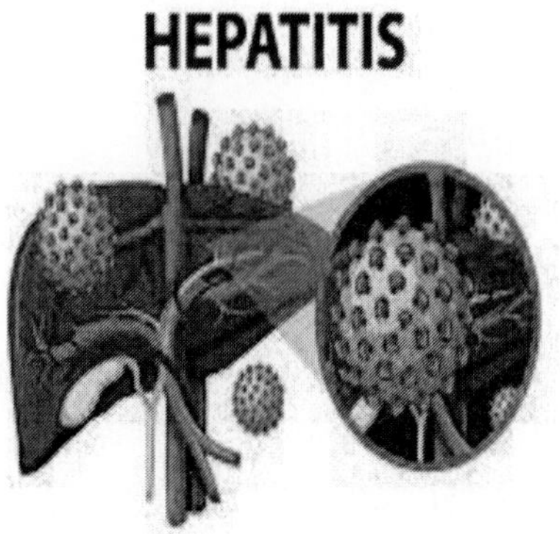

इस पुस्तक की यात्रा उसी पीड़ा से निकली है — जहाँ मैंने मरीजों को केवल बीमारी से नहीं, बल्कि भ्रम, भय, और अज्ञानता से लड़ते देखा।

- हेपेटाइटिस A से लेकर E तक, हर प्रकार की अपनी जटिलताएं हैं, लेकिन इन सबसे बड़ा खतरा है "जानकारी की कमी"।
- टीका मौजूद है, इलाज संभव है, रोकथाम आसान है— फिर भी लोग मरते हैं, क्योंकि वे समय रहते जान ही नहीं पाते।

यह पुस्तक केवल एक चिकित्सकीय दस्तावेज नहीं है— यह एक जनआंदोलन की शुरुआत है। यह किताब न केवल डॉक्टरों के लिए है, बल्कि हर उस व्यक्ति के लिए है जो अपने या अपनों के स्वास्थ्य की रक्षा करना चाहता है। इसमें सरल भाषा, चित्रों, उदाहरणों और वास्तविक अनुभवों के माध्यम से यह बताया गया है कि:

- हेपेटाइटिस कैसे होता है?
- कैसे पहचाना जाए?
- कैसे रोका जाए?
- और सबसे जरूरी—समाज को इससे कैसे जागरूक किया जाए?

हमारे देश में जहाँ पीलिया को आज भी "साधारण बुखार" समझकर अनदेखा किया जाता है, वहाँ यह पुस्तक एक चेतना की मशाल है। मेरा उद्देश्य है कि यह पुस्तक गाँव के किसान से लेकर शहर के अधिकारी तक, हर हाथ में पहुँचे- ताकि रोग नहीं, जानकारी फैले।

एक चिकित्सक की अपील

मैं एक डॉक्टर के रूप में नहीं, बल्कि एक ज़िम्मेदार नागरिक और इंसान के रूप में आपसे अनुरोध करता हूँ—

इसे सिर्फ पढ़िए मत,

समझिए, अपनाइए, और फैलाइए।

क्योंकि जब बात स्वास्थ्य की हो, तो चुप रहना भी एक अपराध है।

- डॉ. सुशील कुमार यादव

लेखक, शोधकर्ता और ग्रामीण स्वास्थ्य सेवा हेतु समर्पित

Associate Professor, Internal Medicine, UPUMS Saifai

अध्याय : 2

हेपेटाइटिस क्या है?

'हेपेटाइटिस' शब्द का अर्थ है — यकृत (लीवर) की सूजन। यह सूजन किसी संक्रमण, विषाक्त पदार्थ, दवा, शराब या स्व-प्रतिरक्षा (Autoimmune) कारणों से हो सकती है। परंतु आमतौर पर हेपेटाइटिस वायरसों के संक्रमण से होने वाला रोग है।

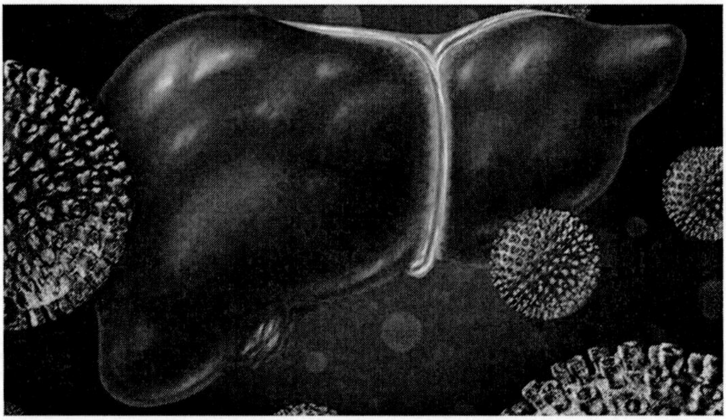

हेपेटाइटिस वायरस पांच प्रकार के होते हैं: A, B, C, D और E। इन सभी वायरसों का प्रभाव यकृत पर पड़ता है, लेकिन संक्रमण के तरीके, लक्षण, गंभीरता, और परिणाम सभी अलग-अलग होते हैं।

यह बीमारी तीव्र (Acute) या दीर्घकालिक (Chronic) हो सकती है। तीव्र हेपेटाइटिस में रोगी को कुछ हफ्तों तक लक्षण महसूस हो सकते हैं, जैसे—भूख न लगना, उल्टी,

थकान, पीलिया आदि। लेकिन यदि यह दीर्घकालिक रूप ले ले, तो यह लीवर को स्थायी रूप से क्षतिग्रस्त कर सकती है—जिसे सिरोसिस या लिवर कैंसर कहा जाता है।

हेपेटाइटिस क्यों खतरनाक है?

- यह प्रारंभ में बिना लक्षणों के हो सकता है (Silent Killer)
- लिवर की क्रोनिक बीमारी का मुख्य कारण है
- हर वर्ष लाखों लोग इससे मृत्यु को प्राप्त करते हैं
- अधिकतर लोग जागरूक नहीं होते कि वे संक्रमित हैं

संक्रमण के सामान्य कारण:

- दूषित भोजन और पानी (A, E)
- रक्त और शरीर द्रवों के माध्यम से (B, C, D)
- असुरक्षित यौन संबंध (B)
- संक्रमित मां से नवजात को (B, C)
- दूषित सुई या चिकित्सा उपकरण

हेपेटाइटिस को समझना इसलिए आवश्यक है क्योंकि यह बीमारी पूरी तरह से रोकी जा सकती है यदि सही जानकारी, टीकाकरण और स्वच्छता के नियमों का पालन किया जाए। अगले अध्यायों में हम प्रत्येक प्रकार के हेपेटाइटिस की विस्तार से जानकारी लेंगे।

अध्याय : 3
यकृत का कार्य और महत्व

जब हम किसी भी अंग के बिना जीने की कल्पना करते हैं, तो शायद सबसे पहले दिल या फेफड़े की बात करते हैं। परंतु एक ऐसा अंग है जो हमारी दिनचर्या से लेकर हमारी प्रतिरक्षा प्रणाली, ऊर्जा संतुलन और जीवन के हर पहलू को गहराई से प्रभावित करता है— और वह है 'यकृत' (Liver)।

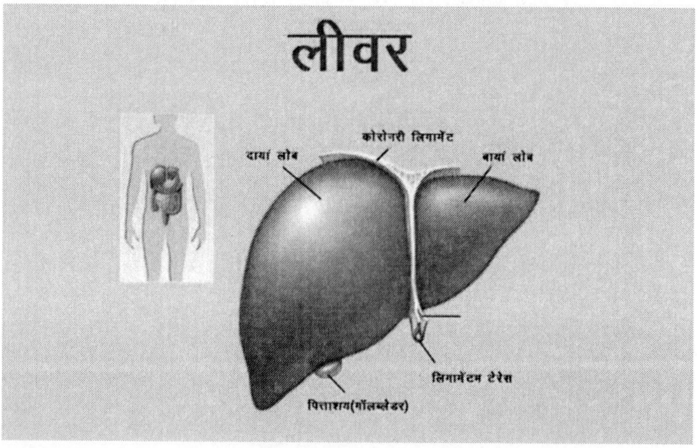

यकृत शरीर का सबसे बड़ा अंग है- जो हमारे पेट के दाहिनी ओर, पसलियों के नीचे स्थित होता है। यह न केवल एक ग्रंथि है, बल्कि एक ऐसा कार्यशील केंद्र है जहाँ हजारों रासायनिक प्रतिक्रियाएँ हर दिन होती हैं।

आइए जानें यकृत के प्रमुख कार्य:

1. विषहरण (Detoxification):

- शरीर में प्रवेश करने वाले हानिकारक रसायनों, शराब, दवाइयों और अन्य विषाक्त पदार्थों को निष्क्रिय करता है।
- यकृत रक्त को शुद्ध करता है और विषैले पदार्थों को मूत्र या पित्त के माध्यम से बाहर निकालता है।

2. ऊर्जा का भंडारण और उपयोग:

- भोजन से प्राप्त ग्लूकोज़ को ग्लाइकोजन में परिवर्तित कर संग्रहीत करता है।
- जब शरीर को ऊर्जा की आवश्यकता होती है, तो वह ग्लाइकोजन को पुनः ग्लूकोज़ में बदल देता है।

3. पाचन में सहायता:

- यकृत पित्त रस (Bile) बनाता है जो वसा के पाचन में सहायक होता है।
- पित्त रस छोटी आंत में जाकर वसा को छोटे-छोटे अणुओं में तोड़ता है।

4. प्रोटीन संश्लेषण:

- रक्त में पाए जाने वाले कई आवश्यक प्रोटीन जैसे एल्ब्युमिन और क्लॉटिंग फैक्टर यकृत में बनते हैं।

5. कोलेस्ट्रॉल का निर्माण और संतुलन:

- यकृत अच्छा और बुरा कोलेस्ट्रॉल बनाता है और उसका संतुलन बनाए रखता है।

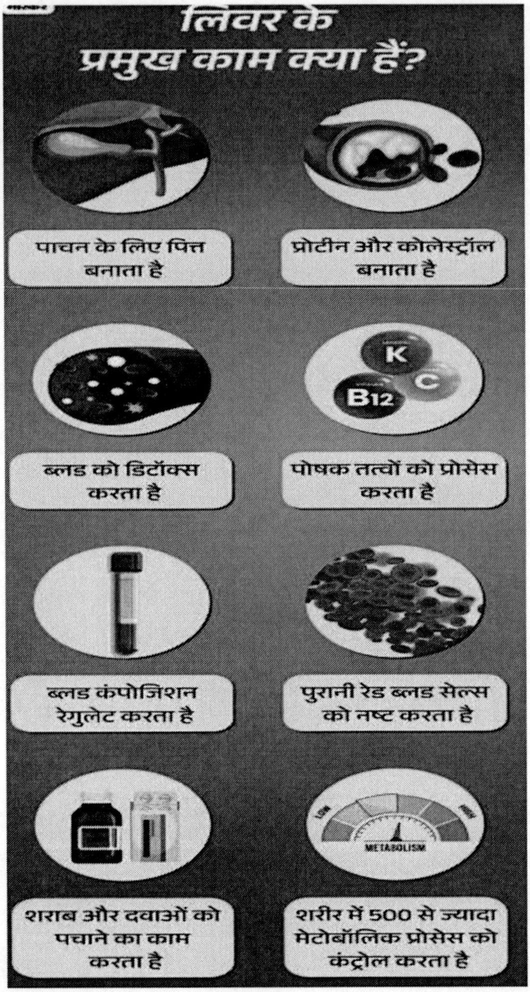

6. प्रतिरक्षा (Immunity):

- यकृत शरीर की प्रतिरक्षा प्रणाली में योगदान देता है, विशेष रूप से जब कोई संक्रमण शरीर में प्रवेश करता है।

7. विटामिन एवं खनिजों का भंडारण:

- यकृत विटामिन A, D, E, K और B12 का भंडारण करता है।
- यह लोहा (Iron) और तांबा (Copper) जैसे खनिजों को भी संग्रहित करता है।

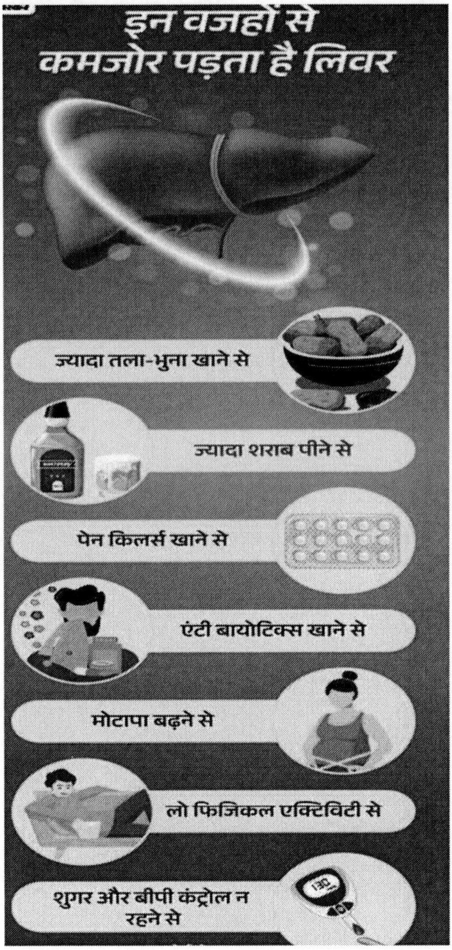

यकृत की कार्यशैली अद्भुत है- यदि इसका एक हिस्सा क्षतिग्रस्त हो जाए, तो यह स्वयं को पुनः निर्मित कर सकता है। लेकिन बार-बार होने वाला नुकसान (जैसे हेपेटाइटिस या शराब) इसके इस चमत्कारी गुण को भी समाप्त कर देता है।

यदि यकृत स्वस्थ है, तो शरीर स्वस्थ है- यही कारण है कि यकृत की रक्षा करना हमारी प्राथमिकता होनी चाहिए। अगले अध्यायों में हम जानेंगे कि किस प्रकार हेपेटाइटिस इस अनमोल अंग को नुकसान पहुँचाता है।

अध्याय : 4
हेपेटाइटिस के प्रकार

हेपेटाइटिस केवल एक बीमारी नहीं, बल्कि कई प्रकार के वायरसों से जुड़ी बीमारियों का समूह है, जो यकृत (लीवर) पर हमला करती हैं। प्रत्येक प्रकार का हेपेटाइटिस वायरस अपने संक्रमण के तरीके, लक्षणों, जटिलताओं और उपचार के मामले में भिन्न होता है। सामान्यतः हेपेटाइटिस को पाँच मुख्य प्रकारों में बांटा गया है:-

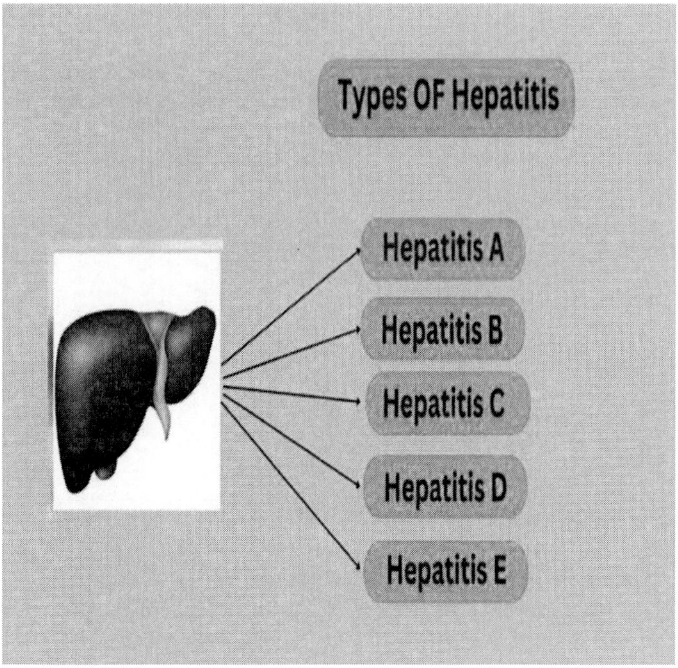

1. हेपेटाइटिस A (HAV):

- यह फेकल-ओरल रूट से फैलता है यानी संक्रमित व्यक्ति के मल से दूषित पानी या भोजन के सेवन से।
- यह एक तीव्र संक्रमण होता है जो सामान्यतः कुछ हफ्तों में स्वतः ठीक हो जाता है।
- लक्षण: बुखार, उल्टी, दस्त, पीलिया, थकान आदि।
- इसका कोई दीर्घकालिक (क्रोनिक) रूप नहीं होता।
- बचाव: टीकाकरण, स्वच्छता और साफ पानी।

5 तरह का होता है हेपेटाइटिस

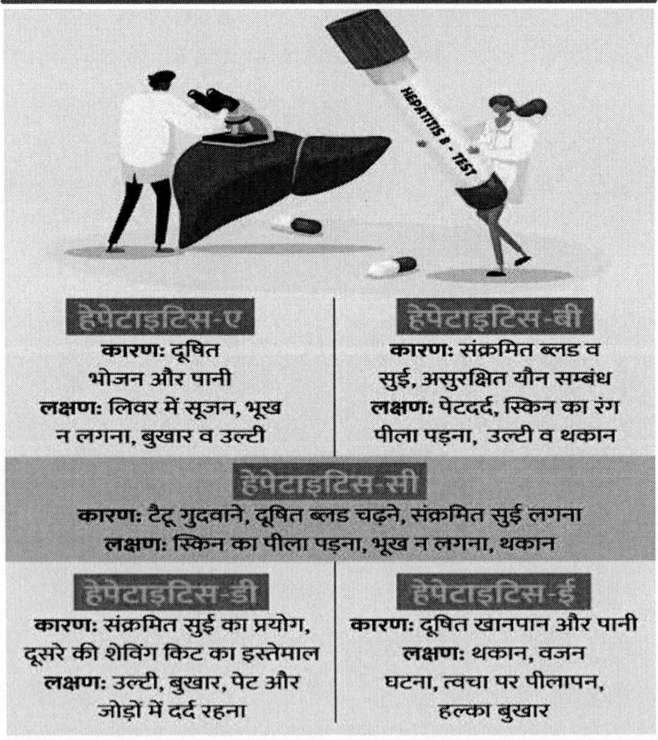

2. हेपेटाइटिस B (HBV):

- यह रक्त, शरीर द्रव, असुरक्षित यौन संबंध और संक्रमित माँ से शिशु को फैलता है।
- यह तीव्र और दीर्घकालिक दोनों रूपों में हो सकता है।
- क्रोनिक HBV लिवर सिरोसिस और लिवर कैंसर का कारण बन सकता है।
- टीकाकरण के ज़रिए इसे रोका जा सकता है।
- HBV संक्रमण दुनिया भर में लिवर से संबंधित मौतों का प्रमुख कारण है।

3. हेपेटाइटिस C (HCV):

- यह मुख्यतः संक्रमित रक्त से फैलता है, जैसे असुरक्षित सुई, रक्त आधान, या संक्रमित उपकरण।
- इसका कोई टीका नहीं है, लेकिन अब इसकी चिकित्सा अत्यंत प्रभावी हो चुकी है (DAA दवाएँ)।
- यह लगभग 70-80% मामलों में क्रोनिक रूप ले लेता है।
- लक्षण कई वर्षों तक प्रकट नहीं होते, लेकिन अंदर ही अंदर लिवर को नुकसान पहुंचता रहता है।

4. हेपेटाइटिस D (HDV):

- यह एक अनोखा वायरस है जो केवल उन्हीं व्यक्तियों को प्रभावित करता है जिनमें पहले से हेपेटाइटिस B होता है।
- इसे 'डेल्टा वायरस' भी कहा जाता है।

- HBV के साथ मिलकर यह संक्रमण अधिक गंभीर बन जाता है।
- इसे रोकने का तरीका है – HBV का टीकाकरण।

5. हेपेटाइटिस E (HEV):

- यह भी दूषित जल और भोजन से फैलता है।
- यह HAV के समान ही तीव्र संक्रमण करता है और आमतौर पर स्वयं ठीक हो जाता है।
- लेकिन गर्भवती महिलाओं में यह घातक हो सकता है।
- भारत में यह संक्रमण मानसून और बाढ़ के समय अधिक देखने को मिलता है।

इन पाँचों प्रकार के हेपेटाइटिस में से A और E जलजनित (waterborne) हैं, जबकि B, C और D रक्तजनित (bloodborne) संक्रमण के कारण होते हैं। प्रत्येक प्रकार की जानकारी से हम न केवल स्वयं को, बल्कि समाज को भी सुरक्षित रख सकते हैं। अगले अध्यायों में हम इन सभी वायरसों की गहराई से जानकारी लेंगे।

अध्याय : 5

हेपेटाइटिस का वैश्विक परिदृश्य

विश्व भर में हेपेटाइटिस एक गंभीर और व्यापक स्वास्थ्य समस्या बन चुकी है। यह एक 'मौन महामारी' की तरह तेजी से फैल रही है, जिसका असर करोड़ों लोगों पर पड़ रहा है, परंतु इसके बारे में जागरूकता और चिकित्सा सुविधा कई देशों में अब भी सीमित है।

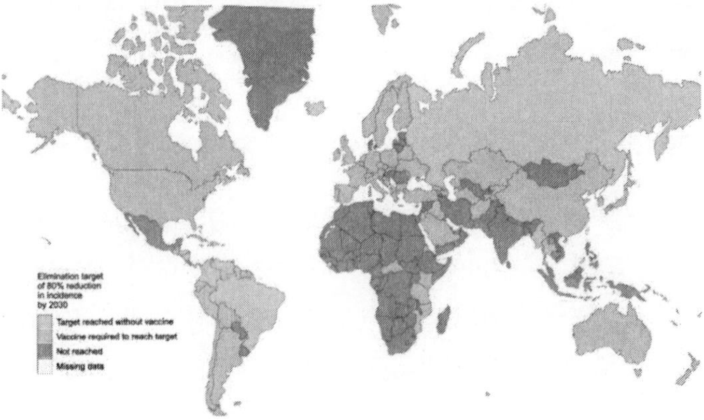

विश्व स्वास्थ्य संगठन (WHO) के अनुसार:

- विश्व भर में लगभग 325 मिलियन लोग हेपेटाइटिस B या C से ग्रसित हैं।
- हर साल लगभग 13 लाख (1.3 मिलियन) लोग हेपेटाइटिस से संबंधित जटिलताओं (जैसे सिरोसिस, लिवर फेलियर और लिवर कैंसर) से मृत्यु को प्राप्त करते हैं।

- हेपेटाइटिस B से पीड़ित करीब 296 मिलियन लोग हैं, जिनमें से अधिकांश को यह पता भी नहीं कि वे संक्रमित हैं।
- हेपेटाइटिस C से संक्रमित लगभग 58 मिलियन लोग हैं, जिनमें से बहुत से मामलों में यह संक्रमण क्रोनिक बन चुका है।

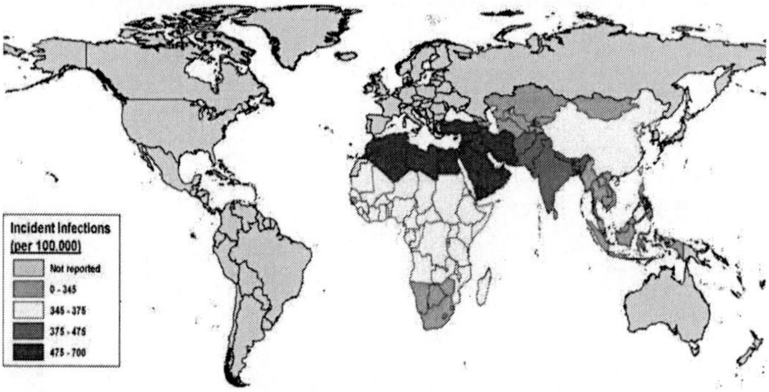

हेपेटाइटिस का प्रभाव विशेष रूप से निम्न और मध्यम आय वाले देशों में अधिक देखा जाता है, जहाँ स्वच्छता, टीकाकरण और स्वास्थ्य सेवाओं की कमी होती है। अफ्रीका और दक्षिण-पूर्व एशिया क्षेत्र में इसका बोझ सबसे अधिक है।

हेपेटाइटिस का वैश्विक वितरण:

- हेपेटाइटिस A और E: अधिकतर विकासशील देशों में महामारी रूप में फैलता है, विशेषकर जलजनित संक्रमणों के कारण।
- हेपेटाइटिस B और C: रक्तजनित संक्रमणों के कारण, संक्रमित रक्त, सुई और यौन संबंध से फैलता है।

- हेपेटाइटिस D: केवल हेपेटाइटिस B से संक्रमित लोगों में ही होता है, और यह कुछ क्षेत्रों (जैसे भूमध्यसागरीय, मध्य एशिया) में अधिक है।

10 COUNTRIES BEAR TWO-THIRDS OF GLOBAL BURDEN

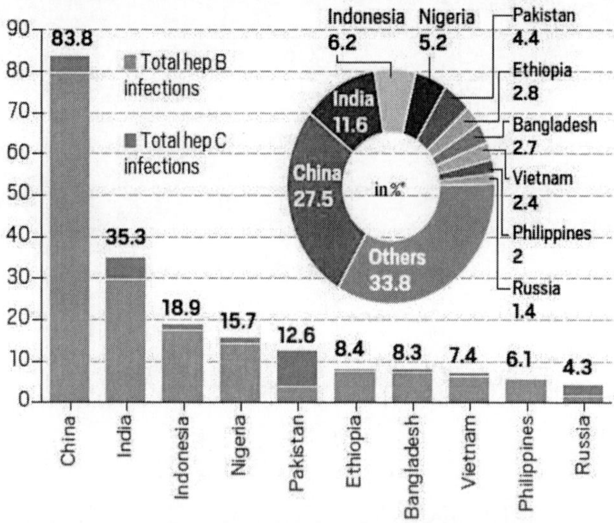

Stacked bars represent total hep B + total hep C infections in millions. Figures in pie are country-wise share of total hep B + total hep C infections in the world. Source: WHO's Global Hepatitis Report 2024

विश्व स्तर पर उठाए जा रहे कदम:

- WHO ने वर्ष 2030 तक हेपेटाइटिस को सार्वजनिक स्वास्थ्य के खतरे के रूप में समाप्त करने का लक्ष्य रखा है।
- इसके लिए व्यापक टीकाकरण, सुरक्षित रक्त आपूर्ति, जागरूकता अभियान, और इलाज की उपलब्धता बढ़ाना आवश्यक है।

- कई देशों ने राष्ट्रीय रणनीतियाँ तैयार की हैं ताकि हेपेटाइटिस की पहचान, रोकथाम और उपचार प्रभावी ढंग से किया जा सके।

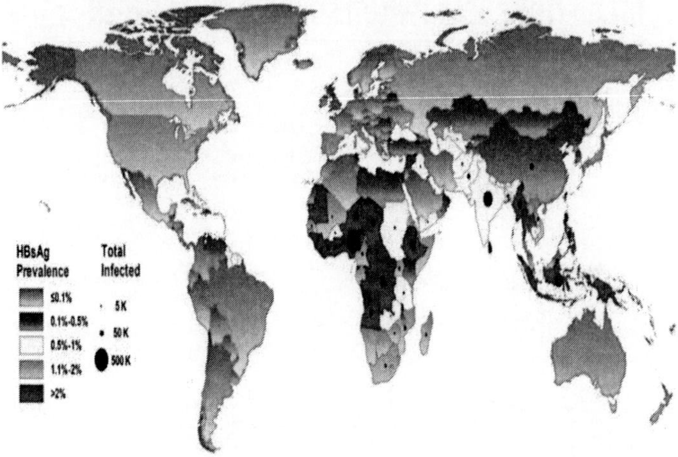

यह स्पष्ट है कि हेपेटाइटिस अब केवल एक चिकित्सा समस्या नहीं, बल्कि एक वैश्विक जनस्वास्थ्य चुनौती है। समूचे विश्व को एकजुट होकर इसके खिलाफ जागरूकता, उपचार और नीतिगत बदलाव की दिशा में काम करना होगा।

अध्याय : 6

भारत में हेपेटाइटिस की स्थिति

भारत जैसे विशाल और विविधतापूर्ण देश में हेपेटाइटिस एक गंभीर सार्वजनिक स्वास्थ्य समस्या के रूप में सामने आया है। स्वास्थ्य सेवाओं की असमानता, स्वच्छता की कमी, जागरूकता का अभाव और स्वास्थ्य संबंधी संसाधनों की सीमित उपलब्धता के कारण हेपेटाइटिस A से लेकर C तक सभी प्रकारों का प्रकोप भारत में देखा जाता है।

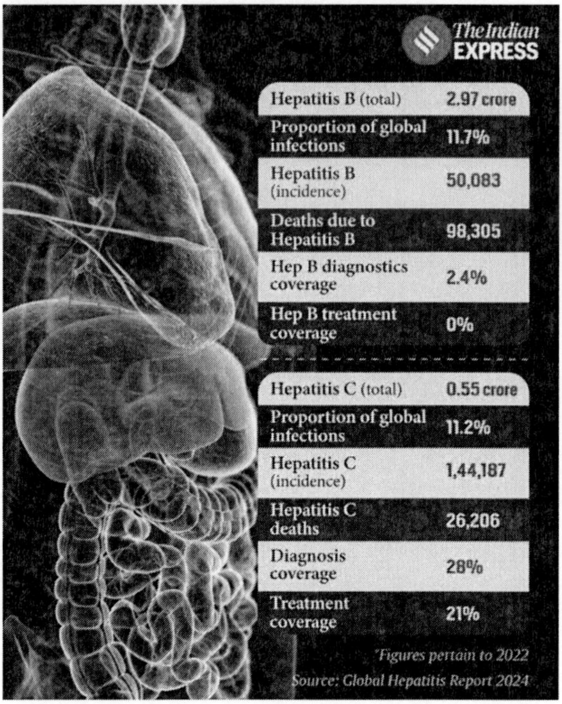
The Indian EXPRESS

Hepatitis B (total)	2.97 crore
Proportion of global infections	11.7%
Hepatitis B (incidence)	50,083
Deaths due to Hepatitis B	98,305
Hep B diagnostics coverage	2.4%
Hep B treatment coverage	0%
Hepatitis C (total)	0.55 crore
Proportion of global infections	11.2%
Hepatitis C (incidence)	1,44,187
Hepatitis C deaths	26,206
Diagnosis coverage	28%
Treatment coverage	21%

*Figures pertain to 2022
Source: Global Hepatitis Report 2024*

प्रमुख आँकड़े और तथ्य:

- भारत में हर साल लाखों लोगों को हेपेटाइटिस A और E से संक्रमण होता है, विशेष रूप से मानसून के मौसम में।
- हेपेटाइटिस B और C के कारण क्रोनिक लिवर डिजीज और लिवर कैंसर के मामले तेजी से बढ़ रहे हैं।
- अनुमानतः भारत में लगभग 4 करोड़ लोग हेपेटाइटिस B और 1 करोड़ लोग हेपेटाइटिस C से संक्रमित हैं।
- अधिकांश लोगों को यह पता ही नहीं होता कि वे इस वायरस के वाहक हैं, जिससे संक्रमण अनजाने में फैलता रहता है।

भारत में हेपेटाइटिस फैलने के प्रमुख कारण:

- दूषित पानी और भोजन (A और E)
- संक्रमित रक्त का बिना जांच के उपयोग (B और C)
- असुरक्षित सुई और चिकित्सीय उपकरणों का पुनः प्रयोग
- प्रसव के समय संक्रमित मां से शिशु में संक्रमण (B)
- यौन संपर्क के माध्यम से संक्रमण (B)

प्रभावित जनसंख्या:

- ग्रामीण क्षेत्रों में जागरूकता और जांच की कमी से स्थिति और भी जटिल है।

- झुग्गी-झोपड़ियों और घनी बस्तियों में स्वच्छ जल और शौचालयों की अनुपलब्धता संक्रमण के जोखिम को बढ़ाती है।
- स्वास्थ्यकर्मी और संक्रमित व्यक्तियों के परिजन भी बिना सुरक्षा उपायों के संक्रमित हो सकते हैं।

सरकारी प्रयास:

- भारत सरकार ने 2018 में **राष्ट्रीय वायरल हेपेटाइटिस नियंत्रण कार्यक्रम (NVHCP)** की शुरुआत की।
- इसके तहत B और C की मुफ्त जांच और इलाज की सुविधा कई राज्यों में उपलब्ध कराई जा रही है।
- गर्भवती महिलाओं, नवजात शिशुओं और उच्च जोखिम समूहों के लिए टीकाकरण और स्क्रीनिंग की योजनाएँ चलाई जा रही हैं।

भारत में हेपेटाइटिस की चुनौती को केवल चिकित्सा दृष्टिकोण से नहीं, बल्कि सामाजिक, शैक्षिक और बुनियादी ढांचे के विकास के साथ ही संबोधित किया जा सकता है। जन-जागरूकता, समय पर जांच, और टीकाकरण की मदद से हम इस मौन महामारी से लड़ सकते हैं और एक स्वस्थ भारत की ओर बढ़ सकते हैं।

अध्याय : 7

हेपेटाइटिस A - कारण, लक्षण, उपचार एवं बचाव

हेपेटाइटिस A एक तीव्र वायरल संक्रमण है जो यकृत को प्रभावित करता है। यह मुख्य रूप से दूषित जल और भोजन के माध्यम से फैलता है और भारत जैसे विकासशील देशों में यह एक सामान्य संक्रमण है, विशेषकर बच्चों और किशोरों में।

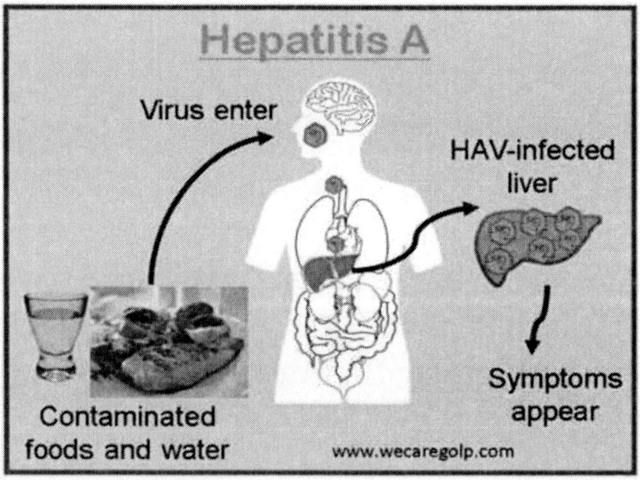

संक्रमण का कारण:

- हेपेटाइटिस A वायरस (HAV) का संक्रमण फेकल-ओरल रूट से फैलता है।

- संक्रमित व्यक्ति के मल से दूषित पानी या भोजन के सेवन से यह बीमारी फैलती है।
- भीड़-भाड़ वाले क्षेत्रों, झुग्गियों, स्कूलों और बाढ़-प्रभावित क्षेत्रों में इसका प्रसार अधिक होता है।

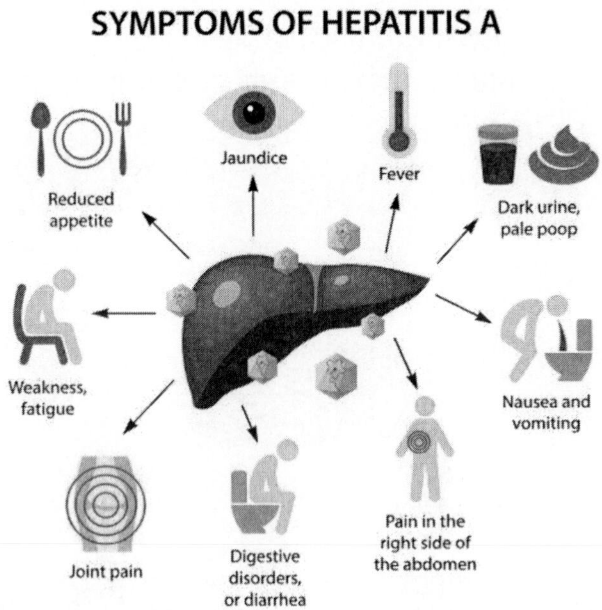

लक्षण (Symptoms):

- प्रारंभिक लक्षण सामान्य वायरल संक्रमण जैसे होते हैं:
  - बुखार
  - थकान
  - उल्टी और मिचली

- पेट दर्द
- भूख न लगना

कुछ दिनों के बाद:

- पीलिया (आँखों और त्वचा का पीला होना)
- मूत्र का रंग गहरा होना
- मल का रंग हल्का हो जाना

- अधिकांश मामलों में लक्षण कुछ सप्ताह में ठीक हो जाते हैं।

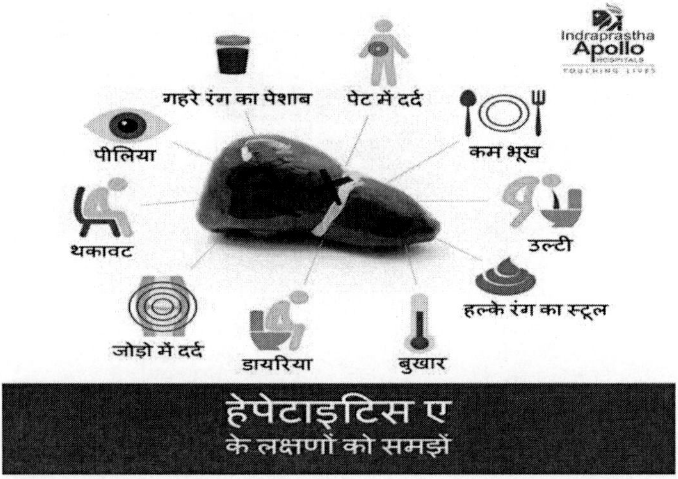

निदान (Diagnosis):

- HAV IgM एंटीबॉडी की जांच से इसका पता चलता है।
- लिवर फंक्शन टेस्ट (LFT) में SGPT और SGOT की वृद्धि देखी जाती है।

उपचार (Treatment):

- यह एक स्वयं सीमित बीमारी है यानी यह अपने आप ठीक हो जाती है।
- कोई विशेष एंटीवायरल दवा की आवश्यकता नहीं होती।
- उपचार में मुख्य रूप से लक्षणों का प्रबंधन किया जाता है:
    - भरपूर आराम
    - हल्का व सुपाच्य भोजन
    - तरल पदार्थों का सेवन अधिक
    - ज्वर और उल्टी के लिए लक्षणात्मक दवाएँ

जटिलताएँ:

- बहुत ही कम मामलों में यह हेपेटाइटिक फुलमिनेंट लिवर फेलियर का कारण बन सकता है, विशेष रूप से बुजुर्गों और कमजोर रोगियों में।

बचाव (Prevention):

- टीकाकरण: HAV वैक्सीन बच्चों और उच्च जोखिम वाले व्यक्तियों को दी जा सकती है।
- साफ पानी का सेवन करें।
- सड़क किनारे खुले में बेचे जाने वाले भोजन से बचें।
- शौच के बाद और खाने से पहले हाथ धोने की आदत डालें।

हेपेटाइटिस A को पूरी तरह से रोका जा सकता है यदि साफ-सफाई, स्वच्छता और टीकाकरण को प्राथमिकता दी जाए। यह एक ऐसी बीमारी है जो हमारी आदतों से जुड़ी है–इसलिए हमारी जागरूकता ही हमारी रक्षा है।

अध्याय : 8

हेपेटाइटिस B - संक्रमण, टीका, जटिलताएँ

हेपेटाइटिस B (HBV) एक अत्यंत गंभीर और संभावित रूप से दीर्घकालिक वायरल संक्रमण है, जो यकृत को गंभीर नुकसान पहुँचा सकता है। यह रक्त और शरीर के तरल पदार्थों के माध्यम से फैलता है और यदि समय पर निदान न हो, तो यह लिवर सिरोसिस या लिवर कैंसर का कारण बन सकता है।

संक्रमण का तरीका:

- संक्रमित रक्त, वीर्य या अन्य शरीर द्रवों से संपर्क होने पर।
- संक्रमित सुई या अन्य चिकित्सा उपकरणों का उपयोग।
- संक्रमित माँ से नवजात शिशु को जन्म के समय संक्रमण।
- असुरक्षित यौन संबंध।
- संक्रमित रक्त चढ़ाने पर।

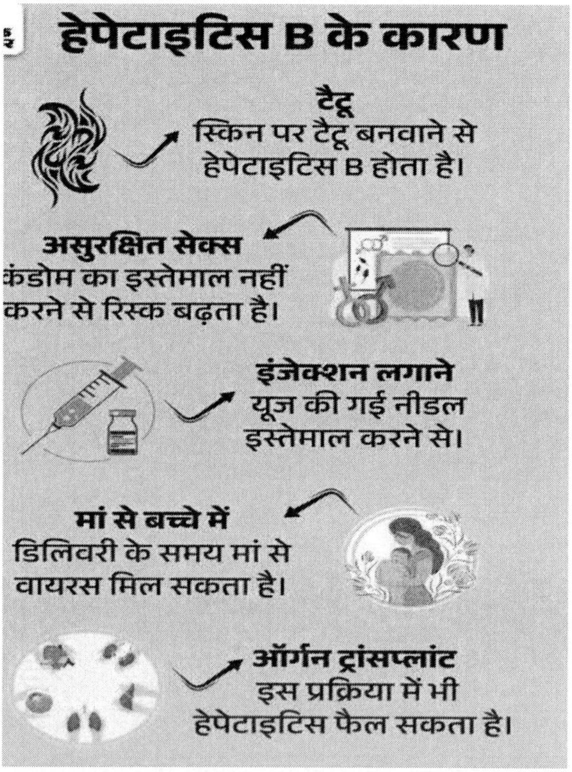

लक्षण (Symptoms):

- अधिकांश वयस्कों में यह संक्रमण तीव्र होता है और कुछ हफ्तों में ठीक हो जाता है।
- प्रारंभ में कोई लक्षण नहीं होते, परंतु कुछ में दिखाई देने वाले लक्षण:
    - थकान
    - बुखार
    - मिचली
    - पीलिया

- गहरा मूत्र
- पेट दर्द

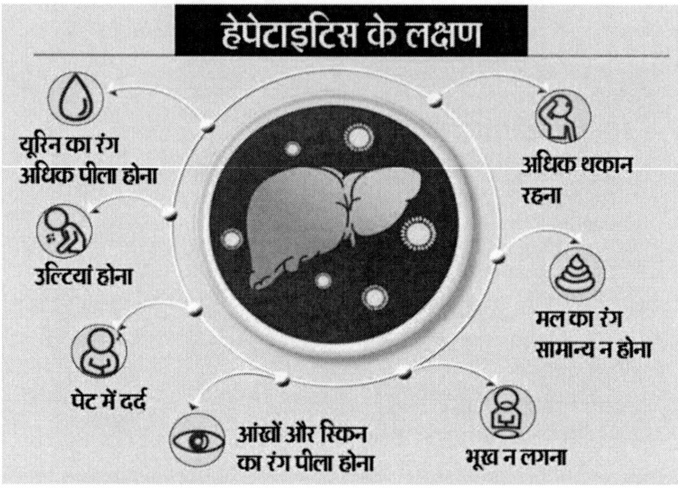

क्रोनिक हेपेटाइटिस B:

- यदि संक्रमण 6 महीने से अधिक बना रहता है, तो उसे क्रोनिक हेपेटाइटिस B कहा जाता है।
- यह लिवर को धीरे-धीरे नुकसान पहुँचाता है, जिससे सिरोसिस और हेपेटोसेलुलर कार्सिनोमा (लिवर कैंसर) हो सकता है।

जांच (Diagnosis):

- HBsAg (हैपेटाइटिस B सतही एंटीजन)
- Anti-HBc, HBeAg, HBV DNA जैसे अन्य सिरोलॉजिकल मार्कर
- लिवर फंक्शन टेस्ट और अल्ट्रासाउंड द्वारा लिवर की स्थिति का आकलन

उपचार (Treatment):

- तीव्र संक्रमण का उपचार लक्षणों के अनुसार किया जाता है।
- क्रोनिक संक्रमण के लिए एंटीवायरल दवाइयाँ (जैसे टेनोफोविर, एन्टेकाविर) दी जाती हैं।
- समय-समय पर लिवर की जांच आवश्यक होती है।
- गंभीर मामलों में लिवर ट्रांसप्लांट की आवश्यकता पड़ सकती है।

बचाव (Prevention):

- HBV वैक्सीन: यह सबसे प्रभावी उपाय है। जन्म के समय नवजात को पहला टीका और 6 माह के अंदर कुल 3 डोज़ देना आवश्यक।
- संक्रमित रक्त और सुई से बचाव।
- यौन संबंधों में सावधानी और सुरक्षा।
- संक्रमित गर्भवती महिलाओं की समय पर जांच और नवजात को इम्यूनोग्लोब्युलिन देना।

जटिलताएँ (Complications):

- लिवर सिरोसिस (लिवर की कठोरता)
- लिवर कैंसर
- यकृत विफलता (Liver Failure)

हेपेटाइटिस B को रोका जा सकता है और यदि समय पर पहचाना जाए, तो इसका इलाज भी संभव है। जागरूकता, टीकाकरण और समय पर जांच ही इस संक्रमण से बचाव के सबसे सशक्त उपाय हैं।

अध्याय : 9

हेपेटाइटिस C - उपचार में आई क्रांति (DAA ड्रग्स)

हेपेटाइटिस C एक रक्तजनित वायरल संक्रमण है जो यकृत को प्रभावित करता है और धीरे-धीरे क्रोनिक संक्रमण का रूप ले सकता है। लंबे समय तक यह बीमारी लिवर सिरोसिस और लिवर कैंसर का कारण बनती थी, और इसका उपचार जटिल, महंगा और सीमित प्रभाव वाला होता था। लेकिन अब स्थिति बदल चुकी है।

DAA (Direct Acting Antivirals) दवाओं के आगमन ने हेपेटाइटिस C के उपचार में क्रांति ला दी है।

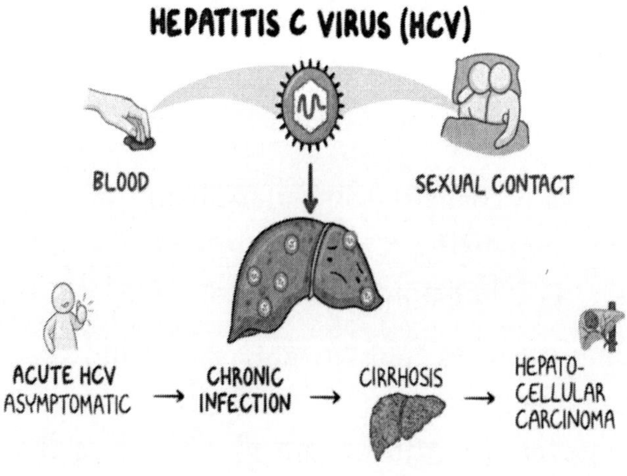

संक्रमण का तरीका:

- संक्रमित रक्त के संपर्क से
- संक्रमित सुई, ब्लड ट्रांसफ्यूजन, या चिकित्सा उपकरणों से
- दुर्लभ मामलों में यौन संबंध या मां से शिशु में संक्रमण

लक्षण:

- अधिकतर मरीजों में प्रारंभ में कोई लक्षण नहीं होते
- जब लक्षण प्रकट होते हैं:
    - थकान
    - पेट दर्द
    - भूख न लगना
    - मिचली
    - पीलिया
    - लिवर फंक्शन खराब होना

निदान (Diagnosis):

- Anti-HCV एंटीबॉडी टेस्ट
- HCV RNA (Viral Load) टेस्ट द्वारा सक्रिय संक्रमण की पुष्टि
- लिवर की बायोप्सी या फाइब्रोस्कैन से लिवर डैमेज का आकलन

DAA दवाओं से इलाज:

- ये दवाएँ सीधे वायरस के जीवन चक्र को बाधित करती हैं और उसे समाप्त कर देती हैं।

- उपचार की अवधि 8 से 12 सप्ताह होती है।
- सफलता दर 95% से अधिक होती है।
- आमतौर पर दी जाने वाली दवाएँ:
    - सोफोसबुवीर (Sofosbuvir)
    - लेडिपासवीर (Ledipasvir)
    - वेलपटासवीर (Velpatasvir)
    - डैक्लाटासवीर (Daclatasvir)

उपचार के लाभ:

- बहुत कम साइड इफेक्ट
- टेबलेट रूप में सुलभ
- लिवर डैमेज को रोकना या कम करना
- लिवर कैंसर का खतरा घटाना

सरकारी प्रयास:

- भारत सरकार की NVHCP योजना के अंतर्गत DAA दवाएँ कई सरकारी अस्पतालों में मुफ्त उपलब्ध हैं।
- उच्च जोखिम समूहों (जैसे – आईवी ड्रग यूज़र्स, हेमोडायलिसिस मरीज, HIV संक्रमित व्यक्ति) की नियमित जांच की जाती है।

बचाव:

- संक्रमित रक्त और सुई से बचाव
- चिकित्सा उपकरणों की स्वच्छता
- यौन सुरक्षा

हेपेटाइटिस C का अब पूर्ण इलाज संभव है, बशर्ते इसका जल्दी पता चल जाए और DAA दवाओं का सही उपयोग

हो। इस चिकित्सा क्रांति ने लाखों मरीजों को नया जीवन दिया है और हेपेटाइटिस C को एक 'ठीक होने योग्य बीमारी' बना दिया है।

अध्याय :10
हेपेटाइटिस D और E - विशेष जानकारी

हेपेटाइटिस D और हेपेटाइटिस E, यकृत को प्रभावित करने वाले दो अन्य वायरस हैं, जिनकी विशेषताएँ हेपेटाइटिस A, B और C से भिन्न होती हैं। इनकी जानकारी कम होने के कारण इनका निदान और नियंत्रण चुनौतीपूर्ण होता है।

हेपेटाइटिस D (HDV):

विशेषताएँ:

- HDV को 'डेल्टा वायरस' कहा जाता है।
- यह एक अधूरा वायरस है जो अकेले संक्रमण नहीं कर सकता। इसके लिए हेपेटाइटिस B वायरस (HBV) का होना आवश्यक होता है।
- यानी HDV संक्रमण केवल उन्हीं व्यक्तियों में हो सकता है जिनमें पहले से HBV का संक्रमण हो।

संक्रमण के तरीके:

- रक्त और शरीर के तरल पदार्थों के माध्यम से
- संक्रमित सुई या यौन संबंध के माध्यम से
- HBV और HDV का एक साथ (coinfection) या HDV का बाद में (superinfection) होना संभव है

लक्षण:

- तीव्र यकृत सूजन, थकान, पीलिया, पेट दर्द आदि
- सुपरइन्फेक्शन अधिक गंभीर होता है और यह तीव्र लिवर फेलियर का कारण बन सकता है।

निदान:

- Anti-HDV एंटीबॉडी टेस्ट
- HDV RNA टेस्ट

उपचार:

- विशेष एंटीवायरल दवा नहीं है
- इंटरफेरॉन (Interferon) उपचार में कुछ उपयोगी होता है
- लिवर ट्रांसप्लांट गंभीर मामलों में विकल्प हो सकता है

बचाव:

- HBV वैक्सीन ही HDV से बचाव का सर्वोत्तम उपाय है
- सुरक्षित यौन संबंध, स्वच्छ सुई, और रक्त का परीक्षण आवश्यक है

हेपेटाइटिस E (HEV):

विशेषताएँ:

- यह HAV के समान फेकल-ओरल रूट से फैलता है।
- HEV का संक्रमण आमतौर पर तीव्र होता है और कुछ हफ्तों में ठीक हो जाता है।

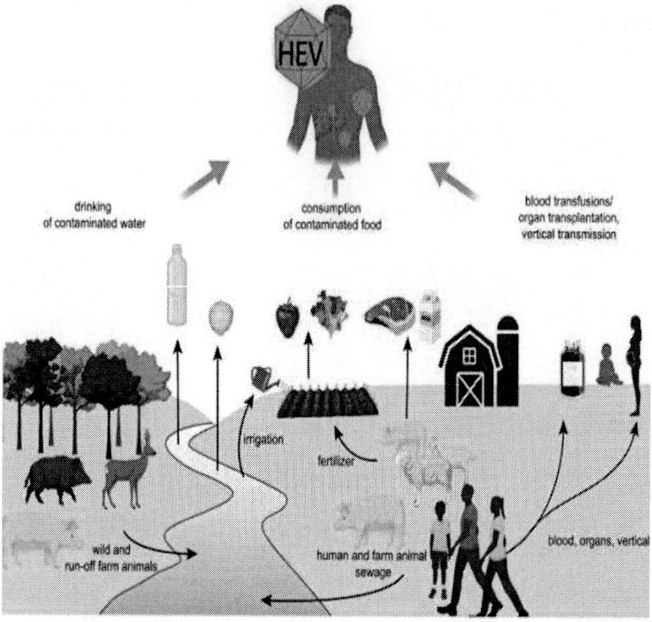

- यह अधिकतर युवाओं और वयस्कों को प्रभावित करता है।

संक्रमण का तरीका:

- दूषित जल और भोजन से
- बाढ़ और मानसून के दौरान संक्रमण के मामले अधिक
- समूहों में फैलने (outbreak) की प्रवृत्ति

लक्षण:

- थकान, उल्टी, पीलिया, भूख न लगना, बुखार
- मूत्र का गहरा रंग और हल्का मल

गर्भावस्था में खतरा:

- गर्भवती महिलाओं (विशेषकर तीसरी तिमाही में) में हेपेटाइटिस E अत्यंत घातक हो सकता है
- माँ और भ्रूण दोनों के लिए जीवन संकट का कारण बन सकता है

निदान:

- HEV IgM एंटीबॉडी टेस्ट
- लिवर फंक्शन टेस्ट में एंजाइम्स की वृद्धि

उपचार:

- लक्षणों के अनुसार उपचार
- पर्याप्त आराम, तरल पदार्थ, हल्का आहार
- किसी विशिष्ट एंटीवायरल दवा की आवश्यकता नहीं होती

बचाव:

- स्वच्छ जल का सेवन
- हाथों की सफाई और भोजन की स्वच्छता
- टीकाकरण (चीन में HEV वैक्सीन उपलब्ध, भारत में अभी नहीं)

हेपेटाइटिस D और E की समझ और रोकथाम हमारे सार्वजनिक स्वास्थ्य की मजबूती के लिए अनिवार्य है।

अध्याय : 11

हेपेटाइटिस का निदान (जांच प्रक्रिया)

हेपेटाइटिस का समय पर और सटीक निदान बहुत आवश्यक है, क्योंकि इसके कई प्रकार होते हैं और कई बार यह बीमारी लक्षणरहित रूप में मौजूद होती है। उचित जांच के माध्यम से संक्रमण की पुष्टि, प्रकार का निर्धारण, लिवर की स्थिति का आकलन और उपचार की दिशा तय की जा सकती है।

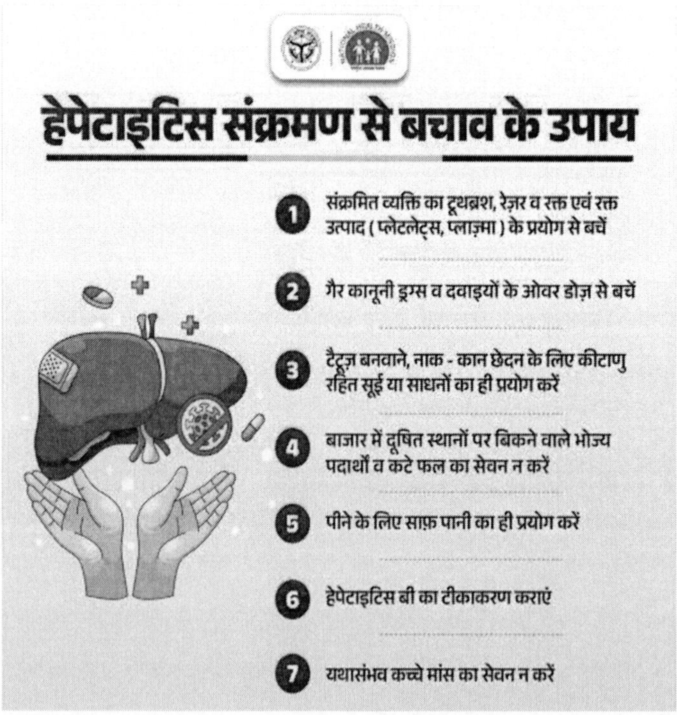

मुख्य जाँच प्रक्रिया निम्नलिखित हैं:

1. लिवर फंक्शन टेस्ट (LFT):

- यह एक बुनियादी जांच है जो यकृत की कार्यप्रणाली का मूल्यांकन करती है।

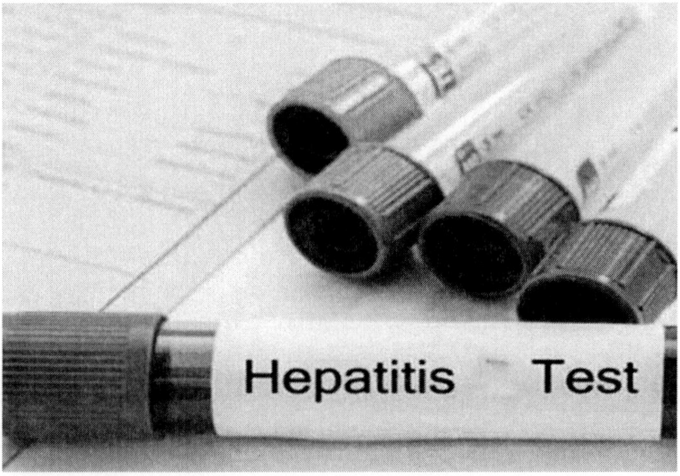

प्रमुख बिंदु:

- SGPT (ALT) और SGOT (AST) – यकृत कोशिकाओं की क्षति को दर्शाते हैं।
- बिलीरुबिन – पीलिया की स्थिति को दर्शाता है।
- एल्कलाइन फॉस्फेटेज, एल्ब्युमिन और प्रोटीन – लिवर की समग्र कार्यक्षमता को दर्शाते हैं।

2. सिरोलॉजिकल टेस्ट (Serology):

- यह जाँच शरीर में वायरस के विरुद्ध एंटीबॉडी या एंटीजन की उपस्थिति को दिखाती है।

हेपेटाइटिस A:

- Anti-HAV IgM (तीव्र संक्रमण की पुष्टि)

हेपेटाइटिस B:

- HBsAg (HBV की सतही एंटीजन – सक्रिय संक्रमण)
- Anti-HBs (टीकाकरण या ठीक हो चुके संक्रमण की पहचान)
- HBeAg और Anti-HBe (संक्रमण की सक्रियता)
- Anti-HBc (कोर एंटीबॉडी – वर्तमान या पूर्व संक्रमण की पुष्टि)

हेपेटाइटिस C:

- Anti-HCV (संक्रमण की पहचान)
- HCV RNA (संक्रमण की पुष्टि और वायरल लोड)

हेपेटाइटिस D:

- Anti-HDV और HDV RNA

हेपेटाइटिस E:

- Anti-HEV IgM (तीव्र संक्रमण)

3. वायरल लोड टेस्ट (Viral Load):

- HBV DNA और HCV RNA की मात्रा जानने के लिए PCR तकनीक से किया जाता है।
- इससे संक्रमण की सक्रियता और उपचार की आवश्यकता का आकलन किया जाता है।

4. अल्ट्रासाउंड और इमेजिंग:

- यकृत में सूजन, सिरोसिस या ट्यूमर की स्थिति जानने के लिए किया जाता है।
- फाइब्रोस्कैन – लिवर की कठोरता मापने के लिए।

5. लिवर बायोप्सी (यदि आवश्यक हो):

- यकृत के ऊतक का नमूना लेकर सूक्ष्मदर्शी परीक्षण किया जाता है।
- यह तब किया जाता है जब लिवर डैमेज की गहराई जाननी हो।

नियमित जांच और प्रारंभिक निदान से हेपेटाइटिस की जटिलताओं से बचा जा सकता है। किसी भी लक्षण के दिखने पर या उच्च जोखिम वाले व्यक्तियों को समय-समय पर जांच करानी चाहिए। यही जागरूकता लिवर की रक्षा का सबसे प्रभावी माध्यम है।

अध्याय : 12

जैव रसायन, सिरोलॉजी एवं वायरल लोड

हेपेटाइटिस की पुष्टि और प्रगति का मूल्यांकन करने के लिए विभिन्न प्रयोगशाला परीक्षण आवश्यक होते हैं। इन परीक्षणों में तीन मुख्य श्रेणियाँ होती हैं: जैव रसायन (Biochemistry), सिरोलॉजी (Serology), और वायरल लोड (Viral Load)। इन तीनों का समन्वय निदान, रोग की स्थिति, और उपचार की रणनीति निर्धारण में महत्त्वपूर्ण भूमिका निभाता है।

1. जैव रसायन (Biochemistry):

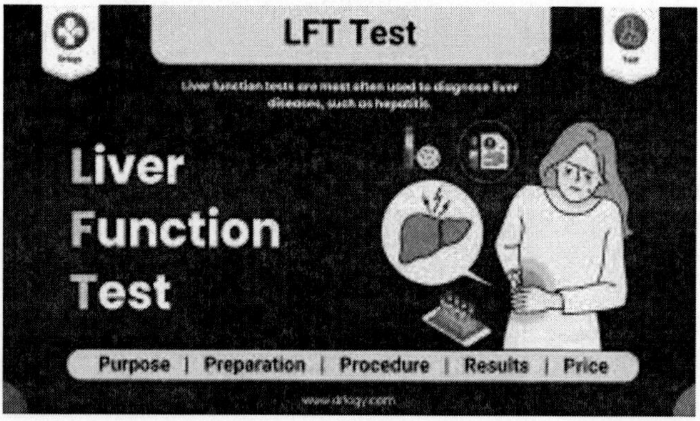

लिवर फंक्शन टेस्ट (LFT):

- यह परीक्षण यकृत की क्रियाशीलता का संपूर्ण आकलन करता है।
- प्रमुख जैव रासायनिक पैरामीटर:

- ALT/SGPT और AST/SGOT – यकृत कोशिकाओं की क्षति को दर्शाते हैं।
- बिलीरुबिन (Total, Direct, Indirect) – पीलिया और पित्त के प्रवाह का संकेतक।
- एल्ब्युमिन और ग्लोब्युलिन – लिवर की प्रोटीन संश्लेषण क्षमता को दर्शाते हैं।
- एल्कलाइन फॉस्फेटेज (ALP) – पित्त नलिकाओं में रुकावट की स्थिति में बढ़ता है।
- PT/INR – खून के थक्के बनने की क्षमता, लिवर फेलियर में बिगड़ सकती है।

2. सिरोलॉजी (Serology):

- सिरोलॉजिकल टेस्ट वायरस विशेष के प्रति शरीर की प्रतिरक्षा प्रतिक्रिया की पहचान करते हैं।
- यह परीक्षण हेपेटाइटिस के प्रकार और संक्रमण की अवस्था बताने में सहायक होते हैं।

हेपेटाइटिस A:

- Anti-HAV IgM → तीव्र संक्रमण की पुष्टि

हेपेटाइटिस B:

- HBsAg → सक्रिय संक्रमण की पहचान
- HBeAg → वायरस की वृद्धि और संक्रमण की संक्रामकता
- Anti-HBs → टीकाकरण या ठीक हुए संक्रमण की पहचान

- Anti-HBc (IgM/IgG) → वर्तमान या पूर्व संक्रमण का संकेत
- Anti-HBe → रोग की शांति की स्थिति

हेपेटाइटिस C:

- Anti-HCV → संक्रमण की संभावना
- पुष्टि के लिए HCV RNA आवश्यक

हेपेटाइटिस D और E:

- Anti-HDV और Anti-HEV IgM → संक्रमण की पहचान

3. वायरल लोड (Viral Load):

- यह परीक्षण वायरल RNA या DNA की मात्रा का मापन करता है, जिससे संक्रमण की सक्रियता और उपचार की आवश्यकता का आकलन किया जाता है।
- इसे RT-PCR तकनीक द्वारा किया जाता है।

HBV DNA Test:

- हेपेटाइटिस B की संक्रामकता और इलाज की प्रतिक्रिया को ट्रैक करता है।

HCV RNA Test:

- हेपेटाइटिस C की पुष्टि और दवा के प्रभाव का मूल्यांकन करता है।
- उपचार के बाद यदि RNA 'Not Detected' हो, तो इसे वायरल क्योर माना जाता है।

इन सभी परीक्षणों का सही समय पर और समुचित विश्लेषण चिकित्सकों को उचित निदान और प्रभावी उपचार की दिशा में मार्गदर्शन करता है। हेपेटाइटिस के नियंत्रण और प्रबंधन में यह जांच प्रणाली रीढ़ की हड्डी के समान है।

अध्याय : 13

हेपेटाइटिस से होने वाली जटिलताएँ (लीवर सिरोसिस, कैंसर)

हेपेटाइटिस का संक्रमण यदि लंबे समय तक बना रहे और उसका समय पर इलाज न किया जाए, तो यह यकृत को गंभीर नुकसान पहुँचा सकता है। इसकी सबसे आम और खतरनाक जटिलताएँ हैं– लीवर सिरोसिस और लीवर कैंसर। इन दोनों स्थितियों में यकृत की कार्यक्षमता में भारी गिरावट आती है और मरीज की जीवन की गुणवत्ता पर गहरा प्रभाव पड़ता है।

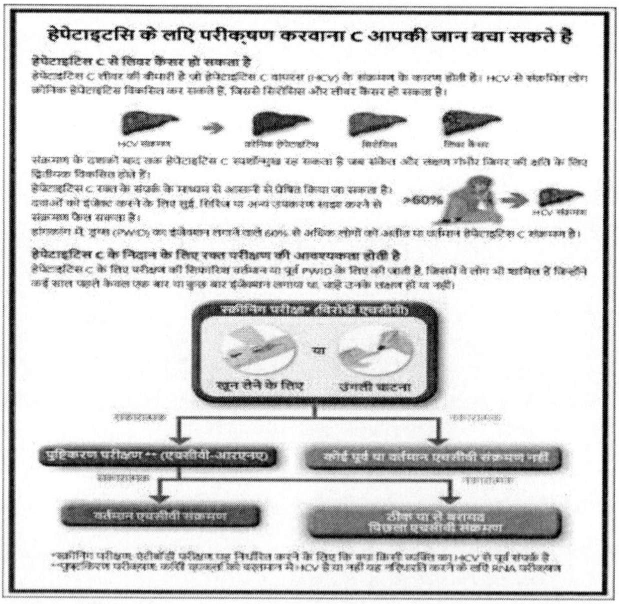

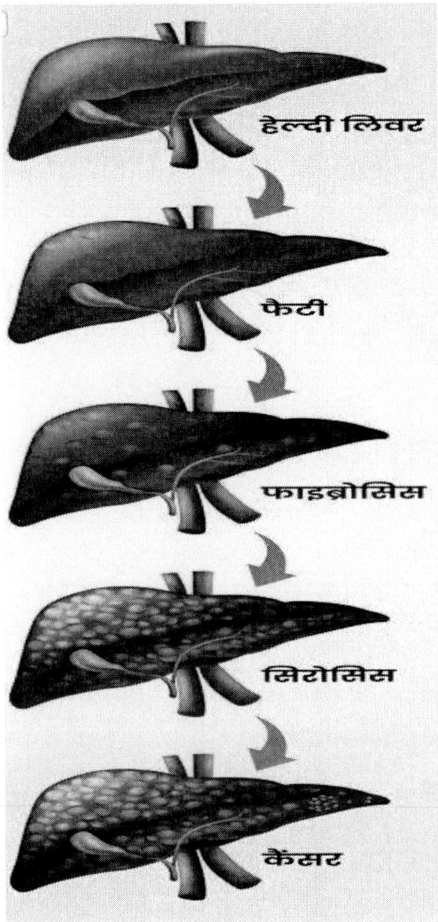

लीवर सिरोसिस (Liver Cirrhosis):

क्या है सिरोसिस?

- यह यकृत की दीर्घकालिक सूजन और क्षति के कारण उत्पन्न होने वाली अवस्था है।

- इसमें यकृत की सामान्य कोशिकाएं नष्ट हो जाती हैं और उनकी जगह कठोर फाइब्रोसिस ऊतक विकसित हो जाता है।
- इससे यकृत की कार्यक्षमता कम हो जाती है और रक्त प्रवाह भी बाधित होता है।

हेपेटाइटिस B और C सिरोसिस के मुख्य कारण हैं, विशेषकर जब संक्रमण वर्षों तक बना रहता है।

लक्षण:

- थकान और कमजोरी
- पेट फूलना (Ascites)
- पीलिया
- शरीर पर नीले निशान (ब्लीडिंग टेंडेंसी)
- पैरों में सूजन
- मस्तिष्क में भ्रम की स्थिति (Hepatic Encephalopathy)

निदान:

- अल्ट्रासाउंड, फाइब्रोस्कैन, LFT, और बायोप्सी से सिरोसिस की पुष्टि होती है।

उपचार:

- सिरोसिस का कोई पूर्ण इलाज नहीं है, परंतु इसके लक्षणों और जटिलताओं को नियंत्रित किया जा सकता है।
- दवाइयाँ, विशेष आहार, और जीवनशैली में सुधार आवश्यक है।

- गंभीर मामलों में लिवर ट्रांसप्लांट की आवश्यकता पड़ सकती है।

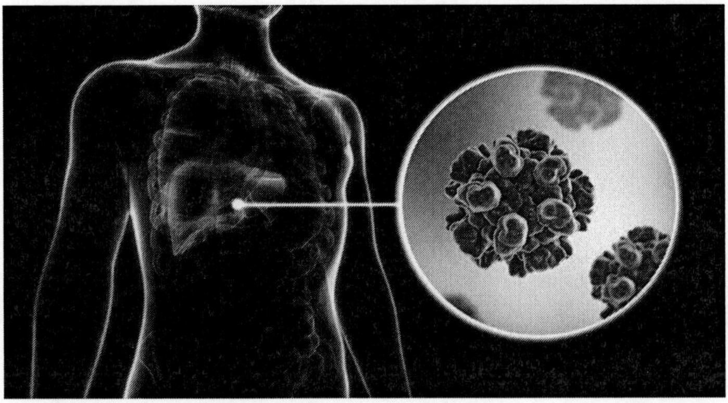

हेपेटोसेलुलर कार्सिनोमा (Liver Cancer):

क्या है HCC?

- यह यकृत का प्रमुख प्रकार का कैंसर है जो लंबे समय तक चलने वाले हेपेटाइटिस B या C और सिरोसिस की पृष्ठभूमि में उत्पन्न होता है।
- यह धीरे-धीरे बढ़ता है, परंतु प्रारंभिक अवस्था में पता न चलने के कारण घातक साबित हो सकता है।

लक्षण:

- दाहिनी ओर पेट में दर्द
- अचानक वजन घटना
- भूख में कमी
- पीलिया
- थकान और कमजोरी

निदान:

- अल्फा-फेटोप्रोटीन (AFP) की जाँच
- अल्ट्रासाउंड, CT स्कैन, MRI
- यकृत की बायोप्सी (जरूरत पड़ने पर)

उपचार:

- सर्जरी (Tumor Removal)
- रेडियोफ्रिक्वेंसी एब्लेशन (RFA)
- ट्रांसआर्टेरियल केमोएम्बोलाइज़ेशन (TACE)
- लिवर ट्रांसप्लांट
- लक्ष्य आधारित दवाएं (Targeted Therapy)

रोकथाम ही सबसे अच्छा उपाय है।

हेपेटाइटिस का समय पर इलाज, नियमित जांच और टीकाकरण हमें इन गंभीर जटिलताओं से बचा सकता है। साथ ही, सिरोसिस या क्रोनिक हेपेटाइटिस के मरीजों की नियमित निगरानी अत्यंत आवश्यक है ताकि लिवर कैंसर को प्रारंभिक अवस्था में पकड़ा जा सके।

अध्याय : 14

गर्भावस्था में हेपेटाइटिस का प्रभाव

गर्भावस्था एक विशेष स्थिति है जिसमें माँ और भ्रूण दोनों की स्वास्थ्य सुरक्षा अत्यंत महत्वपूर्ण होती है। ऐसे में यदि माँ को हेपेटाइटिस का संक्रमण हो जाए, तो यह स्थिति और भी संवेदनशील हो जाती है। हेपेटाइटिस A, B, C, D, और E — सभी प्रकार की स्थितियाँ गर्भवती महिला और भ्रूण पर भिन्न-भिन्न प्रकार से प्रभाव डाल सकती हैं।

हेपेटाइटिस A:

- सामान्यतः यह संक्रमण गर्भावस्था में तीव्र होता है लेकिन पूर्णतः ठीक हो जाता है।
- भ्रूण पर प्रभाव बहुत कम होता है।
- उपचार लक्षणानुसार किया जाता है।

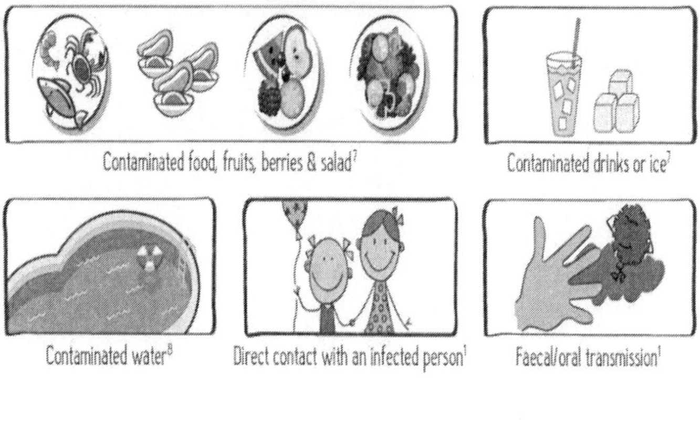

Contaminated food, fruits, berries & salad[7]

Contaminated drinks or ice[7]

Contaminated water[8]

Direct contact with an infected person[1]

Faecal/oral transmission[1]

हेपेटाइटिस E:

- गर्भावस्था में हेपेटाइटिस E संक्रमण सबसे अधिक खतरनाक माना जाता है।
- विशेषकर तीसरी तिमाही में यह जटिलताओं जैसे:
    - तीव्र यकृत विफलता (Acute Liver Failure)
    - भ्रूण की मृत्यु
    - समयपूर्व प्रसव
    - माँ की मृत्यु – 20–30% मामलों में संभव
- इसलिए HEV से बचाव अत्यंत आवश्यक है – साफ पानी, स्वच्छता और हाथ धोना महत्वपूर्ण।

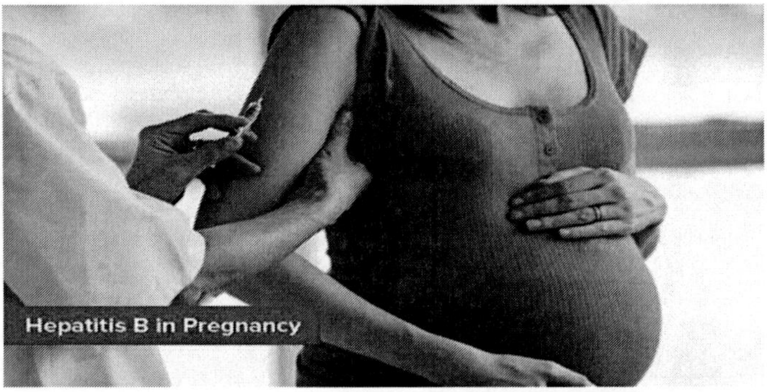

हेपेटाइटिस B:

- HBV संक्रमित माँ से शिशु को संक्रमण हो सकता है इसे 'Vertical Transmission' कहा जाता है।
- प्रसव के समय या गर्भावस्था के अंतिम चरण में संक्रमण अधिक होता है।
- यदि शिशु को जन्म के समय ही संक्रमण हो जाए, तो उसमें क्रोनिक हेपेटाइटिस होने की संभावना अधिक रहती है।

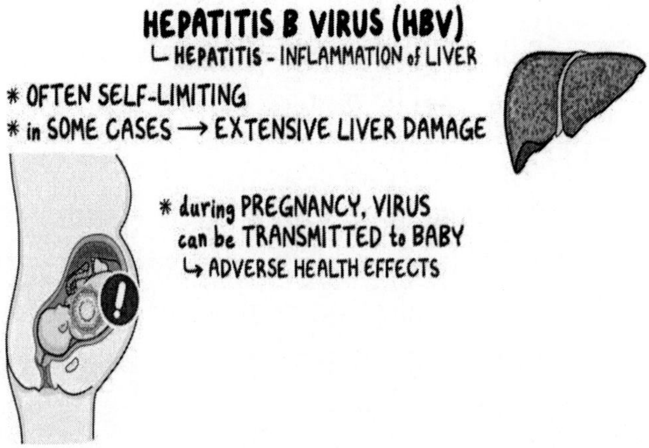

बचाव:

- सभी गर्भवती महिलाओं की HBsAg जांच अनिवार्य होनी चाहिए।
- यदि माँ संक्रमित हो:
    - नवजात शिशु को जन्म के 24 घंटे के भीतर HBV वैक्सीन और हेपेटाइटिस बी इम्यूनोग्लोब्युलिन (HBIG) दिया जाए।
    - यह 95% तक संक्रमण रोक सकता है।

हेपेटाइटिस C:

- संक्रमण भ्रूण में जा सकता है लेकिन संभावना 5–10% के आस-पास होती है।
- गर्भावस्था में DAA दवाओं का उपयोग आमतौर पर नहीं किया जाता।
- नवजात शिशु की जन्म के बाद HCV RNA जांच आवश्यक होती है।

हेपेटाइटिस D:

- HBV के साथ होने वाला सह-संक्रमण है। गर्भवती महिलाओं में HBV की जांच के साथ HDV की जांच भी होनी चाहिए।

गर्भावस्था में हेपेटाइटिस का प्रबंधन अत्यंत सावधानीपूर्वक करना होता है। गर्भवती महिला की समय पर जांच, टीकाकरण, परामर्श और नवजात की सुरक्षा के उपाय मातृ और शिशु मृत्यु दर को कम करने में सहायक सिद्ध होते हैं।

अध्याय : 15
बच्चों में हेपेटाइटिस

बच्चे समाज का भविष्य होते हैं, और उनकी सेहत की रक्षा करना सबसे बड़ी ज़िम्मेदारी है। हालांकि हेपेटाइटिस को अक्सर वयस्कों की बीमारी माना जाता है, परंतु यह बच्चों को भी प्रभावित कर सकती है। कई बार तो यह संक्रमण जन्म के समय ही लग जाता है, और कई बार दूषित भोजन या पानी इसके कारण बनते हैं।

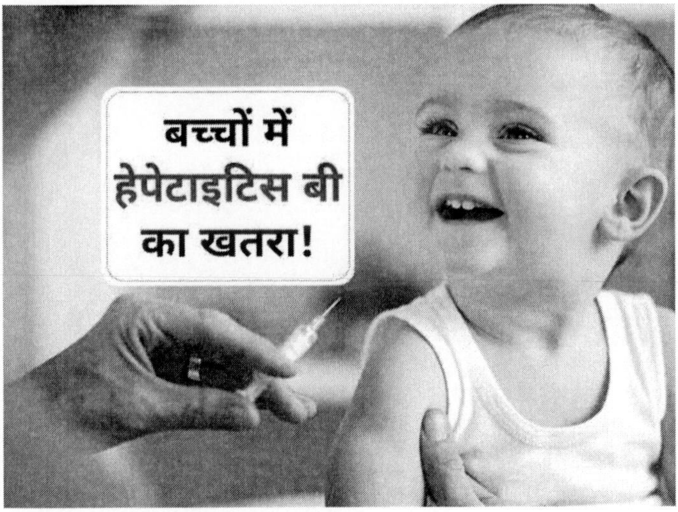

बच्चों में हेपेटाइटिस के प्रमुख कारण:

1. हेपेटाइटिस A और E:

- दूषित भोजन और जल से होता है।

- छोटे बच्चों में HAV बहुत आम है और अक्सर हल्के लक्षणों के साथ होता है।
- आमतौर पर यह अपने आप ठीक हो जाता है।

2. हेपेटाइटिस B और C:

- संक्रमित माँ से जन्म के समय बच्चे को हो सकता है।
- संक्रमित रक्त या असुरक्षित सुई के उपयोग से भी संक्रमण हो सकता है।
- यह क्रोनिक संक्रमण का रूप ले सकता है, जिससे भविष्य में लिवर संबंधी जटिलताएँ हो सकती हैं।

लक्षण:

- थकान और चिड़चिड़ापन
- मिचली और उल्टी
- पेट दर्द
- पीलिया (आँखों और त्वचा का पीला होना)
- भूख में कमी
- बुखार

जांच:

- लिवर फंक्शन टेस्ट (LFT)
- सिरोलॉजिकल परीक्षण (HBsAg, Anti-HAV IgM, Anti-HCV)
- हेपेटाइटिस C के लिए RNA टेस्ट

उपचार:

- HAV और HEV में विश्राम, तरल पदार्थ और पौष्टिक आहार पर्याप्त होता है।

- HBV और HCV में लंबे समय तक निगरानी और कुछ मामलों में एंटीवायरल दवाइयाँ दी जाती हैं।
- बच्चों में हेपेटाइटिस C के इलाज के लिए अब नई DAAs दवाएं भी उपलब्ध हैं।

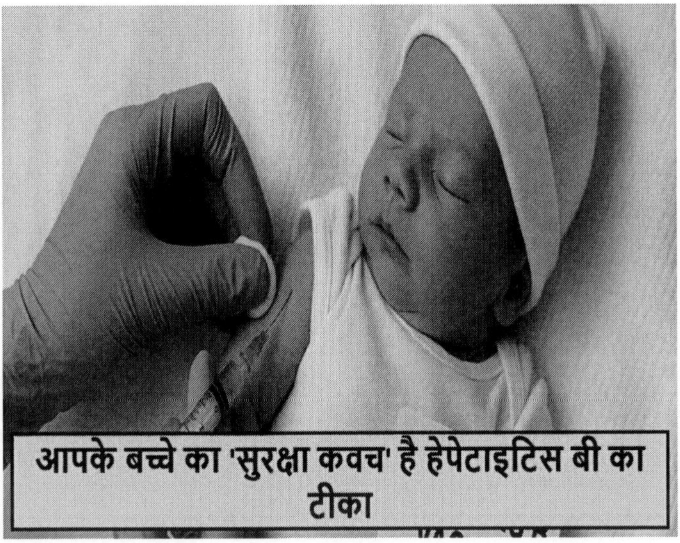

रोकथाम:

- हेपेटाइटिस B का टीका जन्म के तुरंत बाद देना आवश्यक है।
- HAV का टीका 1 वर्ष की आयु के बाद दिया जा सकता है।
- स्वच्छ भोजन और पानी का सेवन सुनिश्चित करें।
- हाथ धोने की आदत बच्चों में प्रारंभ से ही डालनी चाहिए।

- किसी भी इंजेक्शन, खून चढ़ाने या सर्जिकल प्रक्रिया में सुरक्षा मानकों का पालन जरूरी है।

बच्चों में हेपेटाइटिस की रोकथाम, प्रारंभिक पहचान और समय पर उपचार से न केवल उनके स्वास्थ्य की रक्षा होती है, बल्कि यह भविष्य में गंभीर लिवर बीमारियों की संभावना को भी काफी हद तक कम करता है।

अध्याय : 16

हेपेटाइटिस और HIV का सह-संक्रमण

जब किसी व्यक्ति को एक ही समय में हेपेटाइटिस (विशेषतः B या C) और HIV दोनों संक्रमण हो जाते हैं, तो इसे सह-संक्रमण (Co-infection) कहा जाता है। यह स्थिति चिकित्सा की दृष्टि से जटिल और चुनौतीपूर्ण होती है, क्योंकि दोनों वायरस मिलकर रोगी के शरीर, विशेष रूप से यकृत पर अधिक प्रभाव डालते हैं।

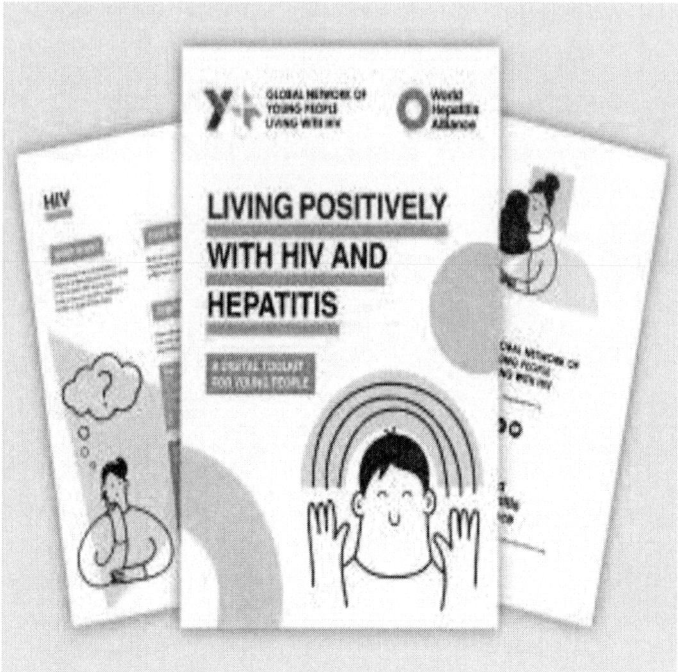

क्यों है सह-संक्रमण खतरनाक?

- HIV व्यक्ति की प्रतिरक्षा प्रणाली को कमजोर करता है।
- जब यह हेपेटाइटिस B या C से मिल जाता है, तो यकृत को तेजी से नुकसान पहुँचता है।
- HIV और हेपेटाइटिस दोनों का इलाज एक साथ करना कठिन हो सकता है।
- कुछ दवाओं के बीच परस्पर प्रतिक्रिया (Drug Interactions) भी उपचार में बाधा बन सकती हैं।

सामान्य कारण:

- दोनों संक्रमण रक्त और यौन संपर्क से फैलते हैं।
- असुरक्षित सुई या रक्त आधान
- संक्रमित साथी के साथ असुरक्षित यौन संबंध
- HIV संक्रमित व्यक्ति में हेपेटाइटिस का जोखिम अधिक होता है।

लक्षण:

- थकान, बुखार, भूख में कमी
- यकृत संबंधी लक्षण जैसे – पीलिया, पेट दर्द, मूत्र का गाढ़ापन
- HIV के अन्य लक्षण जैसे – वजन घटना, बार-बार संक्रमण

जांच:

- HIV की पुष्टि के बाद HBV और HCV की स्क्रीनिंग अनिवार्य

- HBsAg, Anti-HCV, HBV DNA, HCV RNA
- LFT, CD4 काउंट, और वायरल लोड मॉनिटरिंग

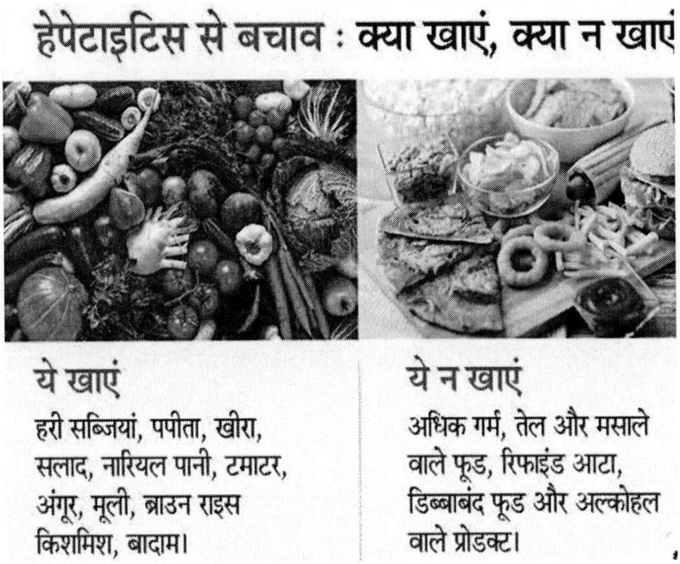

उपचार:

- HIV + HBV सह-संक्रमण: टेनोफोविर और एंटीकाविर जैसी दवाएं दोनों पर असरदार हो सकती हैं।
- HIV + HCV सह-संक्रमण: DAAs दवाएं (सोफोसबुवीर, वेलपटासविर) HIV उपचार के साथ समायोजित करके दी जा सकती हैं।
- उपचार में विशेषज्ञ डॉक्टर का मार्गदर्शन अत्यंत आवश्यक होता है।

बचाव:

- सुरक्षित यौन संबंध बनाए रखें
- HBV का टीकाकरण करवाएं
- संक्रमित रक्त, सुई या ब्लेड से बचें
- नियमित जांच और फॉलोअप करें

हेपेटाइटिस और HIV का सह-संक्रमण एक गंभीर चिकित्सा स्थिति है, लेकिन उचित उपचार, परामर्श और जीवनशैली परिवर्तन से इसे नियंत्रित किया जा सकता है। रोगी और उसके परिवार को मानसिक समर्थन, जानकारी और समय पर चिकित्सा सहयोग अत्यंत आवश्यक है।

अध्याय : 17

हेपेटाइटिस का वैक्सीन कार्यक्रम (भारत सरकार की पहल)

भारत सरकार ने हेपेटाइटिस के बढ़ते बोझ को देखते हुए समय-समय पर विभिन्न टीकाकरण कार्यक्रम और स्वास्थ्य योजनाएं शुरू की हैं, जिनका उद्देश्य हेपेटाइटिस B और A जैसे संक्रमणों से बचाव करना है। टीकाकरण इस बीमारी से लड़ने का सबसे प्रभावी तरीका है, विशेष रूप से उन समुदायों में जहाँ संक्रमण का जोखिम अधिक होता है।

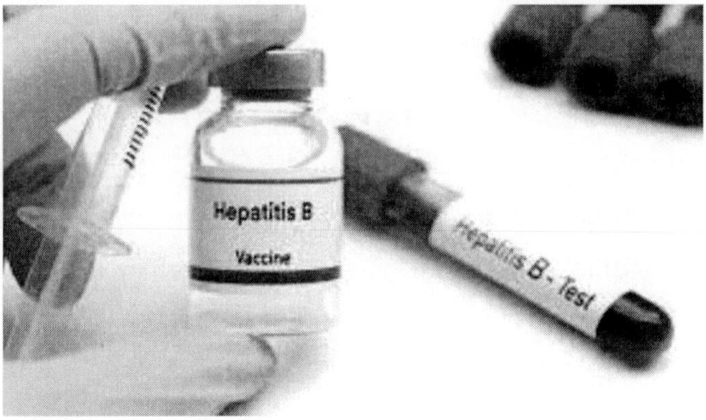

हेपेटाइटिस B वैक्सीन:

टीकाकरण कार्यक्रम:

- भारत में हेपेटाइटिस B वैक्सीन को राष्ट्रीय प्रतिरक्षण कार्यक्रम (Universal Immunization

Programme – UIP) में वर्ष 2002 में शामिल किया गया।

- 2011 से इसे सभी नवजात शिशुओं को मुफ्त देने की सिफारिश की गई।
- जन्म के तुरंत बाद (0 घंटे), फिर 6 सप्ताह, 10 सप्ताह और 14 सप्ताह पर तीन खुराकें दी जाती हैं।
- यह टीका 95% तक संक्रमण से बचाव करता है।

लाभार्थी समूह:

- नवजात शिशु
- उच्च जोखिम समूह (जैसे – स्वास्थ्यकर्मी, डायलिसिस मरीज, HIV संक्रमित व्यक्ति)
- संक्रमित मां से जन्मे शिशु

हेपेटाइटिस A वैक्सीन:

- यह वैक्सीन बच्चों को 1 वर्ष की उम्र के बाद दी जाती है।
- विशेषकर उन क्षेत्रों में जहाँ स्वच्छता और पानी की गुणवत्ता खराब है।
- दो डोज़ में दिया जाता है – पहली खुराक 12 महीने और दूसरी 18-24 महीने में।

राष्ट्रीय वायरल हेपेटाइटिस नियंत्रण कार्यक्रम (NVHCP):

- 2018 में भारत सरकार ने NVHCP की शुरुआत की। इसका उद्देश्य है:
  - हेपेटाइटिस B और C के संक्रमण की रोकथाम

- टीकाकरण और जन-जागरूकता
- मुफ्त जांच और उपचार सुविधा उपलब्ध कराना

- इस योजना के अंतर्गत कई राज्यों के जिला अस्पतालों में टीकाकरण केंद्र और जांच प्रयोग-शालाएँ स्थापित की गई हैं।

टीकाकरण की चुनौतियाँ:

- ग्रामीण क्षेत्रों में जागरूकता की कमी
- टीकाकरण दर में असमानता
- शहरी झुग्गियों, आदिवासी इलाकों और संवेदनशील समुदायों तक पहुंच

समाधान एवं सुझाव:

- हेल्थ वर्करों की नियमित ट्रेनिंग
- समुदाय स्तर पर जागरूकता अभियान
- स्कूलों और आंगनवाड़ी केंद्रों में शिक्षा
- मोबाइल वैक्सीनेशन यूनिट्स

हेपेटाइटिस वैक्सीन न केवल बीमारी से बचाती है, बल्कि लिवर से जुड़ी गंभीर जटिलताओं जैसे सिरोसिस और कैंसर से भी रक्षा करती है। यह भारत सरकार की एक दूरदर्शी पहल है, जिससे हम आने वाले वर्षों में इस बीमारी के बोझ को कम कर सकते हैं।

अध्याय : 18

राष्ट्रीय वायरल हेपेटाइटिस नियंत्रण कार्यक्रम (NVHCP)

भारत सरकार ने हेपेटाइटिस B और C जैसे गंभीर संक्रमणों के बढ़ते प्रभाव को ध्यान में रखते हुए वर्ष 2018 में राष्ट्रीय वायरल हेपेटाइटिस नियंत्रण कार्यक्रम (National Viral Hepatitis Control Programme- NVHCP) की शुरुआत की। इसका उद्देश्य है – देशभर में वायरल हेपेटाइटिस की रोकथाम, जांच, उपचार और जन-जागरूकता को एक साथ संगठित करना।

कार्यक्रम का उद्देश्य:

- हेपेटाइटिस B और C के संक्रमण को कम करना
- जागरूकता बढ़ाना और जोखिम समूहों की पहचान

- मुफ्त जांच और इलाज की सुविधा प्रदान करना
- 2030 तक हेपेटाइटिस को सार्वजनिक स्वास्थ्य खतरे के रूप में समाप्त करना (WHO के लक्ष्य के अनुरूप)

प्रमुख घटक:

1. निवारण (Prevention):

- टीकाकरण (विशेषकर हेपेटाइटिस B)
- सुरक्षित रक्त आधान सुनिश्चित करना
- सुई और चिकित्सा उपकरणों की सुरक्षा
- यौन संबंधों में सावधानी

2. जांच (Diagnosis):

- जिला अस्पतालों और चिकित्सा संस्थानों में निःशुल्क HBV और HCV की जांच
- HBsAg, Anti-HCV, HBV DNA, HCV RNA जैसी उन्नत जांच की सुविधा

3. उपचार (Treatment):

- HCV के लिए Direct Acting Antivirals (DAA) की मुफ्त आपूर्ति
- HBV संक्रमित मरीजों के लिए एंटीवायरल दवाइयाँ
- विशेषज्ञों द्वारा परामर्श और फॉलो-अप

4. प्रशिक्षण और क्षमता निर्माण:

- डॉक्टरों, नर्सों, तकनीशियनों और हेल्थ वर्कर्स का नियमित प्रशिक्षण

- IEC (सूचना, शिक्षा और संचार) सामग्री का विकास और प्रचार

5. डेटा निगरानी प्रणाली:

- डिजिटल प्लेटफॉर्म के माध्यम से सभी मरीजों का रजिस्ट्रेशन और फॉलोअप
- राज्य और केंद्र स्तर पर निगरानी प्रणाली की स्थापना

लक्षित समूह:

- गर्भवती महिलाएँ
- उच्च जोखिम समूह (जैसे – डायलिसिस मरीज, HIV संक्रमित, इंजेक्शन ड्रग यूज़र्स)
- संक्रमित व्यक्तियों के परिजन
- स्वास्थ्यकर्मी

कार्यक्रम की उपलब्धियाँ:

- अनेक राज्य स्तर पर हेपेटाइटिस क्लीनिक की स्थापना
- लाखों लोगों की जांच और हजारों का सफल उपचार
- कम आय वाले वर्गों में मुफ्त इलाज की सुविधा

NVHCP भारत सरकार की एक क्रांतिकारी पहल है, जो संक्रामक रोगों की रोकथाम और नियंत्रित करने की दिशा में एक सशक्त कदम है। यदि इस कार्यक्रम को प्रभावी रूप से लागू किया जाए, तो भारत हेपेटाइटिस के खिलाफ एक मजबूत लड़ाई जीत सकता है।

अध्याय : 19

इलाज की नवीनतम दिशा (Antivirals, Interferon, DAA)

हेपेटाइटिस के उपचार में पिछले कुछ वर्षों में बड़ी प्रगति हुई है। अब उपलब्ध दवाएं पहले की तुलना में अधिक प्रभावी, सहज और सुरक्षित हैं। विशेष रूप से हेपेटाइटिस B और C के इलाज में एंटीवायरल दवाओं और DAA (Direct Acting Antivirals) दवाओं ने चिकित्सा में क्रांति ला दी है।

हेपेटाइटिस B का उपचार:

उपलब्ध प्रमुख दवाएं:

1. टेनोफोविर (Tenofovir)
2. एंटेकाविर (Entecavir)
3. लैमिवुडिन (Lamivudine) – पहले इस्तेमाल होती थी, परंतु अब कम उपयोग में आती है।

उपचार की दिशा:

- यह दवाएं वायरस को शरीर से पूरी तरह समाप्त नहीं करतीं, लेकिन इसकी वृद्धि को रोककर लिवर डैमेज को कम करती हैं।
- दीर्घकालिक उपचार आवश्यक हो सकता है।
- उपचार के दौरान LFT, HBV DNA और अन्य पैरामीटर की नियमित जांच की जाती है।

हेपेटाइटिस C का उपचार:

Direct Acting Antivirals (DAAs):

- ये दवाएं वायरस के जीवन चक्र को बाधित करती हैं और उसे पूरी तरह समाप्त कर सकती हैं।
- उपचार की अवधि 8 से 12 सप्ताह होती है।
- सफलता दर 95–98% तक है।

प्रमुख DAA दवाएं:

1. सोफोसबुवीर (Sofosbuvir)
2. वेलपटासविर (Velpatasvir)
3. डैक्लाटासविर (Daclatasvir)
4. लेडिपासविर (Ledipasvir)

- इनका संयोजन मरीज की जेनेटिक टाइपिंग (Genotype) के अनुसार किया जाता है।

लाभ:

- साइड इफेक्ट बहुत कम
- गोलियों के रूप में उपलब्ध, आसान सेवन
- लिवर सिरोसिस और कैंसर की रोकथाम

इंटरफेरॉन आधारित उपचार:

पैगिलेटेड इंटरफेरॉन (Pegylated Interferon)

- पहले हेपेटाइटिस B और C दोनों के लिए उपयोग किया जाता था।
- अब इसकी जगह नई DAA दवाएं अधिक प्रभावी मानी जाती हैं।

- इसके साइड इफेक्ट अधिक होते हैं जैसे बुखार, थकान, मानसिक प्रभाव आदि।
- कुछ विशेष परिस्थितियों में ही इसका उपयोग किया जाता है।

भविष्य की दिशा:

- हेपेटाइटिस B के लिए 'Functional Cure' यानी वायरस को पूरी तरह समाप्त करने के लिए अनुसंधान जारी है।
- HBV वैक्सीन के साथ-साथ थैरेप्यूटिक वैक्सीन पर भी शोध हो रहा है।

नवीनतम चिकित्सा उपलब्धियों ने हेपेटाइटिस के उपचार को आसान, सस्ता और अधिक प्रभावशाली बना दिया है। अब जरूरत है समय पर जांच, परामर्श और उपचार आरंभ करने की। हेपेटाइटिस अब एक लाइलाज रोग नहीं रहा।

अध्याय : 20

पारंपरिक चिकित्सा और जन-विश्वास

भारत जैसे सांस्कृतिक और पारंपरिक दृष्टि से समृद्ध देश में आज भी कई लोग बीमारियों के उपचार के लिए आधुनिक चिकित्सा के बजाय पारंपरिक पद्धतियों, घरेलू नुस्खों और जन-विश्वासों पर अधिक भरोसा करते हैं। हेपेटाइटिस जैसी गंभीर बीमारी के मामले में यह प्रवृत्ति कभी-कभी मरीज के लिए नुकसानदेह भी साबित हो सकती है।

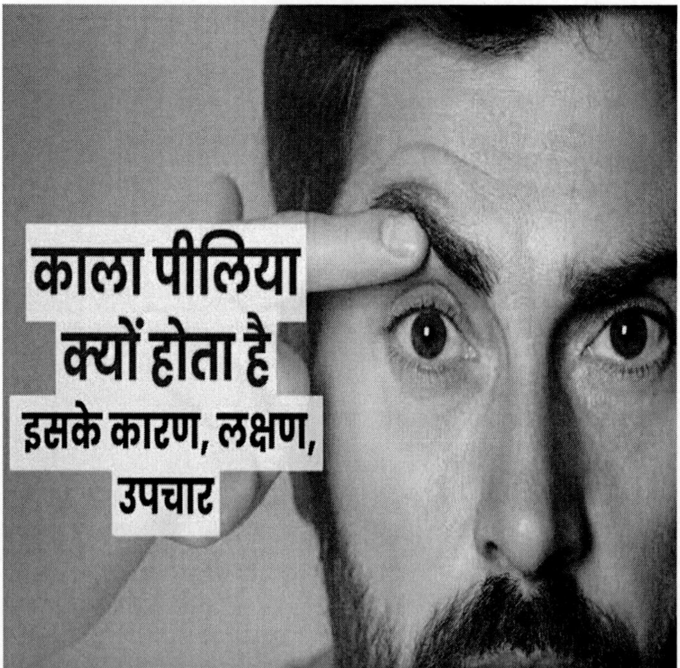

आम जन-विश्वास और भ्रांतियाँ:

1. पीलिया को केवल घरेलू उपचार से ठीक किया जा सकता है

- आम धारणा है कि गन्ने का रस, हल्दी वाला दूध या नींबू पानी पीने से पीलिया ठीक हो जाता है।
- वास्तविकता यह है कि पीलिया कई कारणों से हो सकता है – जिसमें हेपेटाइटिस भी एक बड़ा कारण है। इसकी उचित चिकित्सा आवश्यक है।

2. गाँव में 'पीला धागा' बांधना या नीम के पत्तों से झाड़-फूंक कराना

- कुछ लोग पारंपरिक उपचार के रूप में झाड़-फूंक, ताबीज, और नीम का प्रयोग करते हैं।
- यह आस्था का विषय हो सकता है, परंतु मेडिकल इलाज की उपेक्षा नहीं की जा सकती।

3. पीलिया पकड़ने वाले बाबा

- ग्रामीण क्षेत्रों में ऐसे कई लोग हैं जो खुद को पीलिया का इलाज करने वाला बताते हैं। ये लोग गुप्त जड़ी-बूटियों और रहस्यमयी उपायों का दावा करते हैं, जिनकी कोई वैज्ञानिक पुष्टि नहीं होती।

4. कई लोग मानते हैं कि पीलिया होने पर तेल, हल्दी, या तली हुई चीजें नहीं खानी चाहिए

- यह आंशिक रूप से सही हो सकता है, लेकिन संपूर्ण आहार पर ध्यान देना ज़रूरी है। चिकित्सा सलाह के अनुसार ही भोजन करना उचित होता है।

आयुर्वेद और पारंपरिक चिकित्सा की भूमिका:

- आयुर्वेद में यकृत संबंधी विकारों के लिए कुछ औषधियाँ वर्णित हैं जैसे:
    - भृंगराज
    - पुनर्नवा
    - कटुकी
- इनका उपयोग लक्षणों को कम करने और लिवर की कार्यक्षमता को बढ़ाने में सहायक हो सकता है, लेकिन यह तभी उपयोगी है जब डॉक्टर की निगरानी में हो।
- बिना निदान या मेडिकल जांच के केवल पारंपरिक औषधियों पर निर्भर रहना जोखिम भरा हो सकता है।

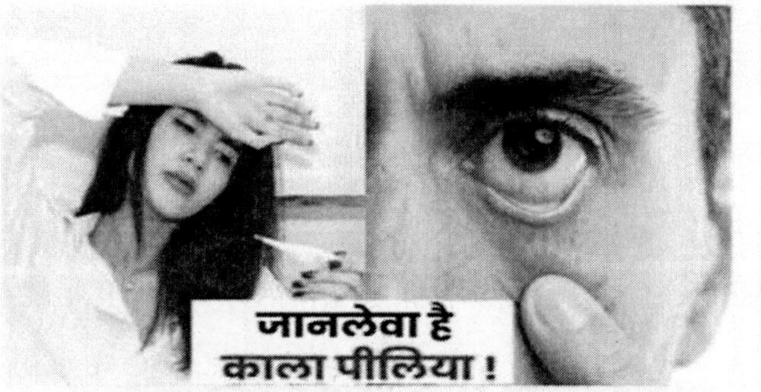

काला पीलिया के लक्षण

1.आंखें, नाखून और हथेली पीली हो जाती है।
2.गहरे पीले रंग का यूरिन और कब्ज की समस्या।
3.कभी-कभी पेट और पैरों में पानी भर जाता है।
4.स्किन डार्क हो जाती है। दबाने से नीले निशान पड़ते हैं।
5.जी मिचलाना, पेटदर्द, शरीर में जलन और खुजली।
6.लंबे समय से बुखार, सिरदर्द और उल्टी होना।
7.कमजोरी, थकान, भूख की कमी, वजन घटना।

क्या करना चाहिए?

- पारंपरिक मान्यताओं का सम्मान करते हुए भी वैज्ञानिक और प्रमाणित इलाज को प्राथमिकता दें।
- लक्षण दिखने पर तुरंत जांच कराएं और डॉक्टर से परामर्श लें।
- घरेलू उपाय केवल सहायक भूमिका में अपनाएँ, मुख्य इलाज के विकल्प नहीं बनने चाहिए।

निष्कर्ष:

पारंपरिक विश्वास और घरेलू चिकित्सा भारतीय समाज की धरोहर हैं, लेकिन गंभीर बीमारियों जैसे हेपेटाइटिस में केवल इन पर निर्भर रहना खतरनाक हो सकता है। आवश्यक है कि लोग विज्ञान पर आधारित चिकित्सा पद्धतियों की ओर बढ़ें और जागरूकता के माध्यम से अपनी सोच में संतुलन स्थापित करें।

अध्याय : 21

हेपेटाइटिस और सामाजिक कलंक

किसी भी बीमारी के इलाज में सामाजिक सहयोग, समझ और संवेदनशीलता की भूमिका अत्यंत महत्वपूर्ण होती है। लेकिन दुर्भाग्यवश, हेपेटाइटिस जैसी संक्रामक बीमारियों के साथ सामाजिक कलंक (Stigma) भी जुड़ा होता है, जो मरीजों के उपचार में बाधा उत्पन्न करता है और उनके मानसिक स्वास्थ्य को भी प्रभावित करता है।

सामाजिक कलंक के रूप:

1. बाहर निकालना (Exclusion):

- हेपेटाइटिस B या C से संक्रमित व्यक्ति को समाज या कार्यस्थल पर अलग किया जाना।
- स्कूलों में बच्चों को साथ खेलने या बैठने से रोकना।

2. भय और भ्रम:

- यह सोच कि हेपेटाइटिस छूने, साथ भोजन करने या सांस लेने से फैलता है – जो कि पूर्णतः गलत है।
- इस डर से लोग संक्रमित व्यक्ति से दूरी बना लेते हैं।

3. रिश्तों पर असर:

- विवाह प्रस्तावों में हेपेटाइटिस को एक बाधा के रूप में देखा जाना।

- संक्रमित व्यक्ति को परिवार से छिपाना या शर्मिंदगी का अनुभव होना।

4. रोज़गार में भेदभाव:

- कई बार संस्थानों में HBV या HCV संक्रमित व्यक्ति को नौकरी नहीं दी जाती, विशेषकर विदेशों में।
- यह मानवाधिकारों का उल्लंघन है।

कारण:

- बीमारी के बारे में सही जानकारी की कमी
- संक्रामक रोगों से जुड़ा डर
- पारंपरिक सोच और सामाजिक अवधारणाएं

परिणाम:

- मरीज इलाज से कतराते हैं
- मानसिक तनाव, अवसाद और आत्मग्लानि
- सामाजिक अलगाव और आत्म-हीनता की भावना

समाधान:

जागरूकता अभियान:

- स्कूल, कॉलेज, कार्यस्थलों और पंचायत स्तर पर सही जानकारी साझा करना।
- यह बताना कि हेपेटाइटिस B और C केवल रक्त, यौन संपर्क या सुई से फैलता है।

मीडिया और समाज की भूमिका:

- सकारात्मक कहानियों और संदेशों का प्रचार

- संक्रमित लोगों को सामान्य जीवन जीने के लिए समर्थन

नीति स्तर पर हस्तक्षेप:

- भेदभाव रोकने के लिए कार्यस्थलों और संस्थानों में स्पष्ट नियम
- मानसिक स्वास्थ्य और परामर्श की व्यवस्था

निष्कर्ष:

हेपेटाइटिस सिर्फ एक शारीरिक बीमारी नहीं है, यह सामाजिक सोच की भी परीक्षा है। यदि हम इस बीमारी से जुड़े भ्रम और कलंक को हटाकर मरीजों को सम्मान, समर्थन और सही इलाज दें, तो यह लड़ाई आधी वैसे ही जीत ली जाएगी। एक जागरूक समाज ही एक स्वस्थ समाज की नींव रखता है।

अध्याय : 22

हेपेटाइटिस से बचाव: जन-जागरूकता अभियान

किसी भी संक्रामक रोग से लड़ने की सबसे पहली और सशक्त कड़ी है– जागरूकता। हेपेटाइटिस जैसे मौन संक्रमणों के मामले में यह और भी ज़रूरी हो जाता है, क्योंकि इसके प्रारंभिक लक्षण अक्सर स्पष्ट नहीं होते और अधिकांश लोग अनजाने में ही दूसरों को संक्रमित कर सकते हैं।

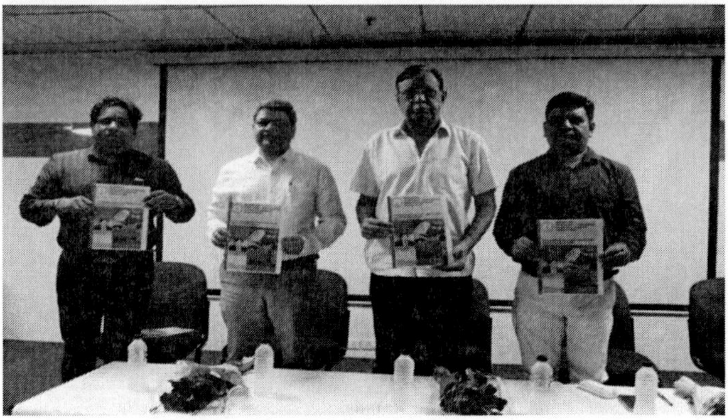

जन-जागरूकता क्यों आवश्यक है?

- हेपेटाइटिस B और C वर्षों तक बिना लक्षण के रह सकते हैं
- संक्रमित व्यक्ति को पता ही नहीं होता कि वह संक्रमित है

- कई मिथक, भ्रांतियाँ और सामाजिक कलंक बीमारी को और जटिल बना देते हैं
- सही जानकारी होने से व्यक्ति समय पर जांच, टीकाकरण और उपचार करा सकता है

जागरूकता अभियान के उद्देश्य:

1. बीमारी के कारण, प्रकार और संक्रमण के तरीके को समझाना
2. संक्रमण से बचाव के उपायों की जानकारी देना
3. टीकाकरण के महत्व को समझाना
4. संक्रमित व्यक्तियों के प्रति सहानुभूति और समर्थन का माहौल बनाना

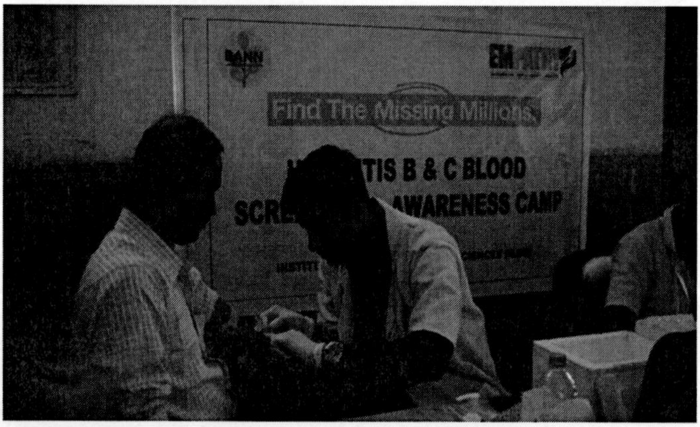

कैसे चलाए जाते हैं जागरूकता अभियान:

स्वास्थ्य शिविर और जनसभा:

- गाँवों और शहरी झुग्गियों में स्वास्थ्य शिविरों का आयोजन

- फ्री जाँच और परामर्श की सुविधा
- हेल्थ वर्करों द्वारा घर-घर जाकर जानकारी देना

स्कूल और कॉलेज अभियान:

- युवाओं को टीकाकरण और रक्तदान के प्रति प्रेरित करना
- पोस्टर प्रतियोगिता, स्लोगन लेखन, प्रश्नोत्तरी और नुक्कड़ नाटक

मीडिया और सोशल मीडिया:

- टीवी, रेडियो, समाचार पत्रों और सोशल मीडिया प्लेटफॉर्म पर प्रचार
- प्रसिद्ध हस्तियों के माध्यम से संदेश देना

विश्व हेपेटाइटिस दिवस (28 जुलाई):

- इस दिन विशेष कार्यक्रम, रैली और जागरूकता अभियान आयोजित किए जाते हैं
- स्वास्थ्य संस्थानों में विशेष स्क्रीनिंग कैंप लगाए जाते हैं

जागरूकता संदेश:

- ✓ हर नवजात को हेपेटाइटिस B का टीका अवश्य लगवाएं
- ✓ खून चढ़वाने से पहले HBV और HCV की जांच अनिवार्य है
- ✓ सड़क किनारे खुले खाने और असुरक्षित जल से बचें
- ✓ इंजेक्शन या टैटू बनवाते समय स्वच्छ सुई का ही उपयोग करें

- ✓ टीकाकरण और समय पर जाँच ही सबसे बड़ा बचाव है

निष्कर्ष:

जन-जागरूकता एक ऐसा हथियार है जिससे हम न केवल संक्रमण रोक सकते हैं, बल्कि समाज में फैले डर और भेदभाव को भी समाप्त कर सकते हैं। यदि हर नागरिक जिम्मेदारी ले और कम से कम एक व्यक्ति को सही जानकारी दे, तो यह अभियान जन-आंदोलन बन सकता है।

अध्याय : 23

स्वस्थ जीवनशैली और यकृत सुरक्षा

यकृत हमारे शरीर का एक महत्वपूर्ण और मेहनती अंग है, जो पाचन, विषहरण, ऊर्जा भंडारण, और संक्रमण से लड़ने जैसे असंख्य कार्य करता है। इसलिए इसे स्वस्थ बनाए रखना हमारे समग्र स्वास्थ्य के लिए अनिवार्य है। हेपेटाइटिस जैसे संक्रमणों से बचने के साथ-साथ यदि हम अपने दैनिक जीवन में कुछ सरल आदतें शामिल करें, तो यकृत को लंबे समय तक स्वस्थ रखा जा सकता है।

यकृत सुरक्षा के लिए स्वस्थ जीवनशैली के उपाय:

1. संतुलित और पौष्टिक आहार लें:

- हरी सब्जियाँ, फल, साबुत अनाज, दालें और प्रोटीन युक्त आहार लें
- अत्यधिक तले हुए, प्रसंस्कृत (processed) और फैट वाले भोजन से बचें
- अधिक मीठे और पैकेज्ड पेय पदार्थों का सेवन न करें

2. स्वच्छ पानी और खाद्य पदार्थ का सेवन करें:

- हेपेटाइटिस A और E दूषित पानी व भोजन से फैलते हैं
- हमेशा उबला या फिल्टर्ड पानी पीएं
- बाहर के खुले खाने से बचें

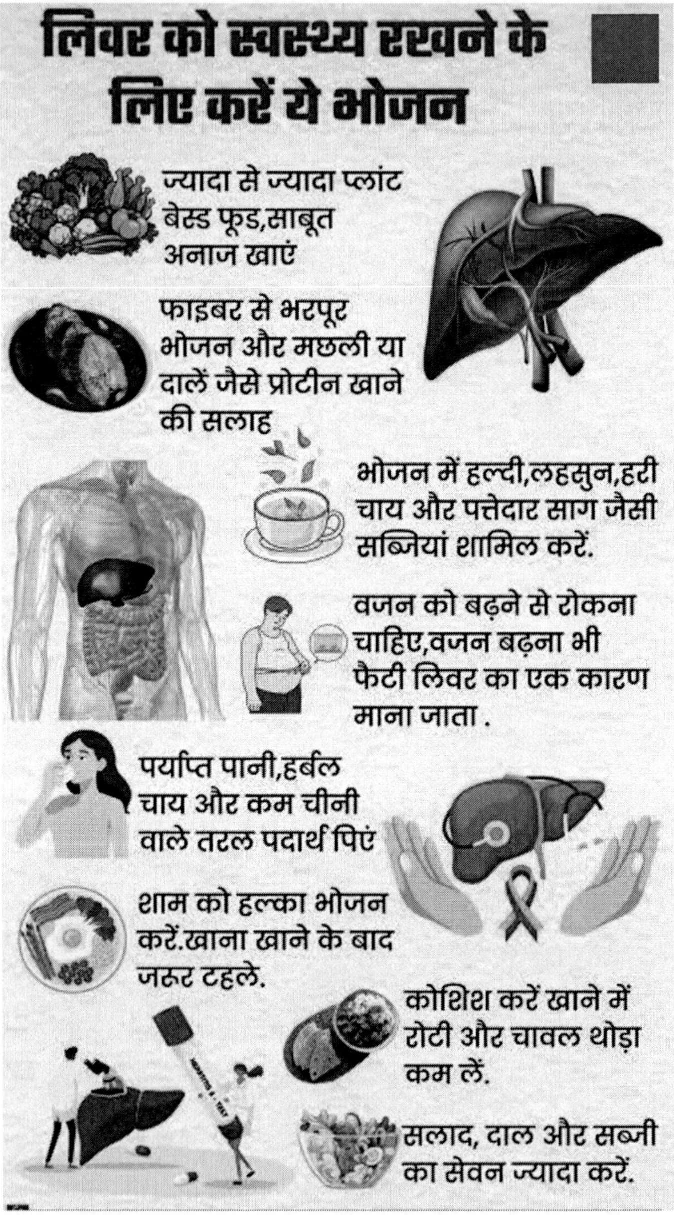
लिवर को स्वस्थ्य रखने के लिए करें ये भोजन
ज्यादा से ज्यादा प्लांट बेस्ड फूड,साबूत अनाज खाएं
फाइबर से भरपूर भोजन और मछली या दालें जैसे प्रोटीन खाने की सलाह
भोजन में हल्दी,लहसुन,हरी चाय और पत्तेदार साग जैसी सब्जियां शामिल करें.
वजन को बढ़ने से रोकना चाहिए,वजन बढ़ना भी फैटी लिवर का एक कारण माना जाता .
पर्याप्त पानी,हर्बल चाय और कम चीनी वाले तरल पदार्थ पिएं
शाम को हल्का भोजन करें.खाना खाने के बाद जरूर टहले.
कोशिश करें खाने में रोटी और चावल थोड़ा कम लें.
सलाद, दाल और सब्जी का सेवन ज्यादा करें.

3. शराब का सेवन न करें या सीमित करें:

- शराब यकृत की कोशिकाओं को नष्ट कर देती है और सिरोसिस का कारण बन सकती है
- यदि पहले से हेपेटाइटिस है तो शराब पूर्णतः निषिद्ध है

4. दवाइयों का सावधानी से उपयोग करें:

- बिना डॉक्टर की सलाह के कोई भी दवा न लें
- कुछ दवाएं लिवर पर विपरीत प्रभाव डाल सकती हैं (hepatotoxic drugs)

5. नियमित व्यायाम और वजन नियंत्रण:

- नियमित रूप से योग, चलना, दौड़ना या हल्का व्यायाम करें
- मोटापा, फैटी लिवर और टाइप 2 मधुमेह– सभी लिवर को नुकसान पहुँचा सकते हैं

6. टीकाकरण करवाएं:

- हेपेटाइटिस B और A के लिए वैक्सीन उपलब्ध है
- समय पर टीकाकरण लिवर की रक्षा करता है

7. खून, सुई और यौन सुरक्षा:

- केवल जांच किया हुआ रक्त ही लें
- टैटू, पियर्सिंग या सर्जरी में स्टरलाइज़्ड उपकरणों का उपयोग सुनिश्चित करें
- असुरक्षित यौन संबंध से परहेज़ करें

मानसिक और सामाजिक स्वास्थ्य भी ज़रूरी:

- तनाव कम करें, ध्यान और योग अपनाएँ
- सामाजिक सहयोग और सकारात्मक सोच लिवर स्वास्थ्य में सहायता करते हैं

निष्कर्ष:

स्वस्थ जीवनशैली ही यकृत की सबसे बड़ी सुरक्षा है। हेपेटाइटिस से लड़ाई सिर्फ इलाज से नहीं, बल्कि दिन-प्रतिदिन की जीवनशैली से भी लड़ी जाती है। छोटे-छोटे बदलाव, बड़े परिणाम ला सकते हैं – और हमें एक स्वस्थ, दीर्घायु जीवन की ओर ले जा सकते हैं।

अध्याय : 24

मरीज की देखभाल (नर्सिंग और घर में देखभाल)

हेपेटाइटिस से पीड़ित मरीजों की उचित देखभाल उनके शीघ्र स्वस्थ होने में अत्यंत महत्वपूर्ण भूमिका निभाती है। चाहे मरीज अस्पताल में भर्ती हो या घर पर आराम कर रहा हो, उसकी देखभाल एक व्यवस्थित और सहानुभूतिपूर्ण दृष्टिकोण से की जानी चाहिए।

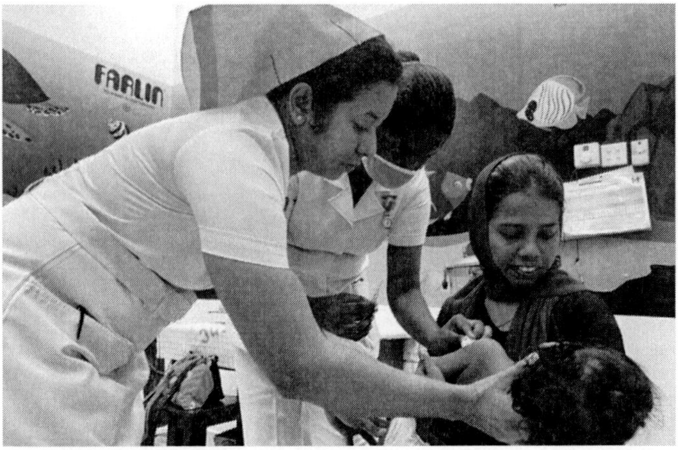

1. नर्सिंग देखभाल:

महत्वपूर्ण लक्षणों की निगरानी:

- बुखार, पीलिया, उल्टी, कमजोरी, मूत्र का रंग, बेचैनी आदि पर नजर रखना

- लिवर फंक्शन टेस्ट (LFT), ब्लड प्रेशर, पल्स रेट, और वजन का नियमित निरीक्षण

दवा प्रबंधन:

- डॉक्टर द्वारा दी गई दवाइयों को सही समय पर देना
- दवाओं के संभावित दुष्प्रभावों की जानकारी रखना

संक्रमण की रोकथाम:

- मरीज के उपयोग की वस्तुओं को अलग रखना
- हाथ धोने और मास्क पहनने की व्यवस्था
- इंजेक्शन या ब्लड सैंपल लेते समय उचित सावधानी बरतना

मानसिक सहयोग:

- मरीज को तनावमुक्त रखने में मदद करना
- उसके मन में बीमारी के प्रति विश्वास और साहस जगाना

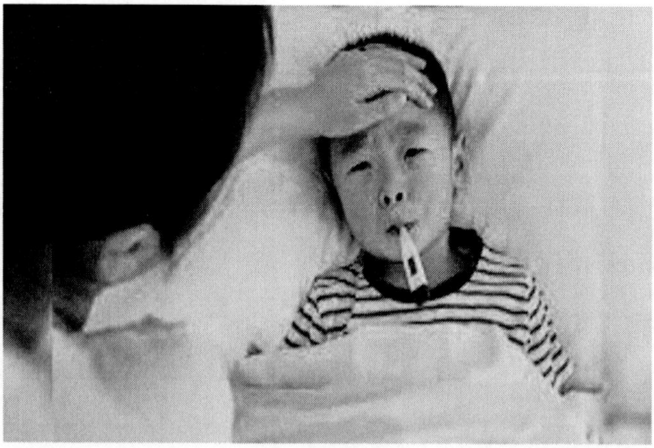

2. घर में देखभाल:

स्वस्थ भोजन:

- घर का हल्का, ताजा और पौष्टिक खाना देना
- अधिक वसा, तेल और मसालेदार भोजन से परहेज़
- पर्याप्त मात्रा में पानी और तरल पदार्थ

आराम और नींद:

- मरीज को पर्याप्त विश्राम और नींद मिलना आवश्यक है
- ज़्यादा शारीरिक परिश्रम या तनावपूर्ण कार्य से बचाव

साफ-सफाई:

- मरीज के कमरे, बिस्तर और वस्त्रों की स्वच्छता
- घर के अन्य सदस्यों के संक्रमण से बचाव के उपाय

परिवार का समर्थन:

- परिवार के सदस्यों द्वारा सकारात्मक और प्रेरणा-दायक वातावरण बनाना
- रोगी को अकेलापन महसूस न होने देना

3. आपातकालीन लक्षण:

यदि मरीज में निम्न लक्षण दिखाई दें तो तुरंत अस्पताल ले जाएं:

- अत्यधिक उल्टी या निर्जलीकरण
- भ्रम, बेहोशी, रक्तस्राव
- पेट में अत्यधिक सूजन या सांस लेने में कठिनाई

निष्कर्ष:

हेपेटाइटिस के मरीज को सहानुभूति, देखभाल और नियमित चिकित्सा परामर्श की आवश्यकता होती है। एक छोटी सी देखभाल भी मरीज की स्थिति को बेहतर बनाने में बहुत बड़ी भूमिका निभा सकती है। इसलिए मरीज के साथ-साथ परिवार और नर्सिंग स्टाफ को मिलकर काम करना चाहिए।

अध्याय : 25

हेपेटाइटिस से जुड़ी भ्रांतियाँ और सच्चाई (प्रश्नोत्तर)

भ्रांति 1. क्या हेपेटाइटिस छूने से फैलता है?

सही तथ्य☑ नहीं, हेपेटाइटिस B और C छूने, हाथ मिलाने या साथ बैठने से नहीं फैलता।

भ्रांति 2. क्या हेपेटाइटिस का कोई इलाज नहीं है?

सही तथ्य☑ नहीं, अब हेपेटाइटिस B और C के लिए प्रभावी इलाज और दवाइयाँ उपलब्ध हैं।

भ्रांति 3. क्या हर पीलिया हेपेटाइटिस होता है?

सही तथ्य☑ नहीं, पीलिया कई कारणों से हो सकता है, हेपेटाइटिस उनमें से एक है।

भ्रांति 4. क्या झाड़-फूंक से हेपेटाइटिस ठीक हो सकता है?

सही तथ्य☑ नहीं, यह एक वायरल बीमारी है और मेडिकल इलाज ही इसका उपाय है।

भ्रांति 5. क्या हेपेटाइटिस सिर्फ शराब पीने वालों को होता है?

सही तथ्य☑ नहीं, हेपेटाइटिस वायरस से होता है, शराब सिर्फ लिवर को और नुकसान पहुंचाती है।

भ्रांति 6. क्या हेपेटाइटिस A और E खतरनाक होते हैं?

सही तथ्य☑ अधिकांश मामलों में ये स्वयं ठीक हो जाते हैं, परंतु कमजोर व्यक्तियों में जटिलताएं हो सकती हैं।

भ्रांति 7. क्या संक्रमित व्यक्ति को समाज से अलग रखना चाहिए?

सही तथ्य☑ नहीं, यह भेदभाव है। संक्रमित व्यक्ति सामान्य जीवन जी सकता है।

भ्रांति 8. क्या हेपेटाइटिस का वैक्सीन हर प्रकार के लिए होता है?

सही तथ्य☑ नहीं, वैक्सीन केवल हेपेटाइटिस A और B के लिए उपलब्ध है।

भ्रांति 9. क्या हेपेटाइटिस B का टीका एक बार लगवाना ही पर्याप्त है?

सही तथ्य☑ तीन खुराक की आवश्यकता होती है – 0, 1 और 6 महीने पर।

भ्रांति 10. क्या बच्चा माँ से हेपेटाइटिस B पा सकता है?

सही तथ्य☑ हाँ, जन्म के समय संक्रमित माँ से बच्चे को संक्रमण हो सकता है।

भ्रांति 11. क्या सभी संक्रमित लोग लक्षण अनुभव करते हैं?

सही तथ्य☑ नहीं, अधिकांश मरीज बिना लक्षण के होते हैं।

भ्रांति 12. क्या लिवर सिरोसिस केवल हेपेटाइटिस से होता है?

सही तथ्य☑ नहीं, इसके अन्य कारण भी होते हैं जैसे शराब, फैटी लिवर आदि।

भ्रांति 13. क्या हेपेटाइटिस C हमेशा जानलेवा होता है?

सही तथ्य☑ नहीं, सही समय पर इलाज से यह पूरी तरह ठीक हो सकता है।

भ्रांति 14. क्या केवल बुजुर्गों को हेपेटाइटिस होता है?

सही तथ्य☑ नहीं, यह किसी भी आयु में हो सकता है।

भ्रांति 15. क्या हेपेटाइटिस का इलाज बहुत महंगा है?

सही तथ्य☑ अब सरकार द्वारा मुफ्त इलाज की सुविधाएँ उपलब्ध कराई जा रही हैं।

भ्रांति 16. क्या वैक्सीन लगवाने के बाद सावधानी की ज़रूरत नहीं?

सही तथ्य☑ सावधानी हमेशा आवश्यक है, क्योंकि अन्य प्रकार का भी जोखिम हो सकता है।

भ्रांति 17. क्या एक ही सिरिंज से इंजेक्शन लगवाना सुरक्षित है?

सही तथ्य☑ बिलकुल नहीं, यह संक्रमण का बड़ा कारण है।

भ्रांति 18. क्या हेपेटाइटिस का कोई घरेलू इलाज है?

सही तथ्य☑ घरेलू उपाय सहायक हो सकते हैं, लेकिन इलाज डॉक्टर की निगरानी में होना चाहिए।

भ्रांति 19. क्या हेपेटाइटिस का पता ब्लड टेस्ट से चलता है?

सही तथ्य☑ हाँ, रक्त परीक्षण से ही इसकी पुष्टि होती है।

भ्रांति 20. क्या हेपेटाइटिस के मरीज को अलग बर्तन में खाना चाहिए?

सही तथ्य☑ नहीं, यह आवश्यक नहीं है।

भ्रांति 21. क्या हेपेटाइटिस C का वैक्सीन है?

सही तथ्य☑ नहीं, वर्तमान में हेपेटाइटिस C का कोई वैक्सीन नहीं है।

भ्रांति 22. क्या संक्रमित व्यक्ति को शादी नहीं करनी चाहिए?

सही तथ्य☑ नहीं, सही जानकारी और सावधानी के साथ शादी की जा सकती है।

भ्रांति 23. क्या हेपेटाइटिस HIV की तरह ही है?

सही तथ्य☑ नहीं, दोनों अलग-अलग वायरस हैं और फैलने के तरीके अलग हैं।

भ्रांति 24. क्या हेपेटाइटिस खुद-ब-खुद ठीक हो जाता है?

सही तथ्य☑ कुछ प्रकार जैसे A और E खुद ठीक हो सकते हैं, परंतु B और C के लिए इलाज जरूरी है।

भ्रांति 25. क्या वैक्सीन से 100% सुरक्षा मिलती है?

सही तथ्य☑ अधिकतर मामलों में सुरक्षा मिलती है, लेकिन इम्यून सिस्टम पर निर्भर करता है।

भ्रांति 26. क्या हेपेटाइटिस मरीज को स्कूल या ऑफिस नहीं जाना चाहिए?

सही तथ्य☑ लक्षण न हों और डॉक्टर की सलाह हो तो जा सकते हैं।

भ्रांति 27. क्या लिवर प्रत्यारोपण ही अंतिम इलाज है?

सही तथ्य☑ नहीं, यह केवल गंभीर सिरोसिस या कैंसर की अवस्था में विकल्प होता है।

भ्रांति 28. क्या हेपेटाइटिस केवल गरीब लोगों को होता है?

सही तथ्य☑ नहीं, यह किसी को भी हो सकता है।

भ्रांति 29. क्या पूरी तरह से ठीक होने के बाद दोबारा हो सकता है?

सही तथ्य☑ कुछ मामलों में पुनः संक्रमण संभव है, विशेषकर C में।

भ्रांति 30. क्या जन-जागरूकता से हेपेटाइटिस को रोका जा सकता है?

सही तथ्य☑ हाँ, यह सबसे सशक्त उपायों में से एक है।

अध्याय : 26

भविष्य की दिशा और शोध

हेपेटाइटिस के क्षेत्र में पिछले कुछ वर्षों में जबरदस्त प्रगति हुई है, लेकिन अब भी इस बीमारी को पूरी तरह समाप्त करने की एक लंबी यात्रा बाकी है। वैज्ञानिक, शोधकर्ता और नीति-निर्माता मिलकर इस दिशा में कार्यरत हैं ताकि हम हेपेटाइटिस मुक्त भविष्य की कल्पना को साकार कर सकें।

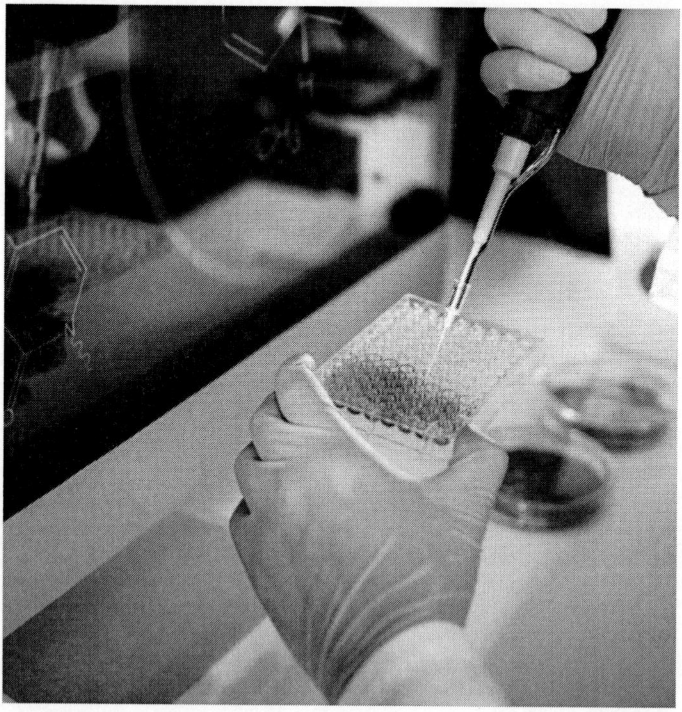

1. टीकाकरण की नई दिशाएँ:

- हेपेटाइटिस C के लिए अब तक कोई प्रभावी वैक्सीन नहीं है। वैज्ञानिक इस पर गहन शोध कर रहे हैं।
- हेपेटाइटिस B के लिए 'थैरेप्यूटिक वैक्सीन' पर शोध हो रहा है, जो इलाज में मददगार हो सकता है।

2. Functional Cure की खोज:

- हेपेटाइटिस B में वायरस पूरी तरह समाप्त नहीं होता, केवल दबाया जाता है।
- अब शोधकर्ता 'Functional Cure' यानी स्थायी रूप से वायरस को निष्क्रिय करने के तरीकों पर कार्य कर रहे हैं।
- इसके लिए CRISPR जैसी जीन एडिटिंग तकनीक पर शोध हो रहा है।

3. नई दवाएं और कम समय में इलाज:

- DAA के बाद अब और भी बेहतर दवाओं पर शोध हो रहा है, जिनसे इलाज की अवधि और भी कम की जा सके।
- Oral combination therapies जो एक ही गोली में कई दवाएं शामिल करती हैं, उन्हें विकसित किया जा रहा है।

4. डिजिटल हेल्थ और मोबाइल आधारित निगरानी:

- मरीजों की फॉलोअप ट्रैकिंग, दवा प्रबंधन और टेलीमेडिसिन के माध्यम से देखभाल आसान बन रही है।

- भारत में ई-संजीवनी जैसे प्लेटफॉर्म इस दिशा में क्रांतिकारी कदम हैं।

5. जन-जागरूकता में तकनीकी उपयोग:

- सोशल मीडिया, AI आधारित चैटबॉट और हेल्थ ऐप्स के जरिए लोगों को जागरूक किया जा रहा है।
- स्कूलों और युवाओं को डिजिटल माध्यम से जोड़ने के लिए अभियान बनाए जा रहे हैं।

6. वैश्विक पहल:

- WHO का लक्ष्य है कि वर्ष 2030 तक वायरल हेपेटाइटिस को वैश्विक सार्वजनिक स्वास्थ्य खतरे के रूप में समाप्त किया जाए।
- इसके लिए देशों को स्क्रीनिंग, टीकाकरण और उपचार को सुलभ और समावेशी बनाना होगा।

निष्कर्ष:

भविष्य की दिशा स्पष्ट है – नवाचार, तकनीक और मानवीय करुणा के साथ इस बीमारी को जड़ से समाप्त करना। यदि शोध, नीति और जनभागीदारी एक साथ चलें, तो वह दिन दूर नहीं जब हेपेटाइटिस एक बीती हुई कहानी बन जाए।

अध्याय : 27

हेपेटाइटिस पर राष्ट्रीय और अंतर्राष्ट्रीय आंकड़े

हेपेटाइटिस विश्व भर में एक महत्वपूर्ण सार्वजनिक स्वास्थ्य चुनौती है। यह न केवल जीवन की गुणवत्ता को प्रभावित करता है, बल्कि स्वास्थ्य सेवाओं पर भी बड़ा आर्थिक और सामाजिक बोझ डालता है। सही और अद्यतन आंकड़ों के आधार पर हम इस बीमारी की वास्तविकता को समझ सकते हैं और प्रभावी नीति निर्माण में सहयोग कर सकते हैं।

वैश्विक आंकड़े (WHO रिपोर्ट, 2023 तक):

- विश्व में लगभग 296 मिलियन लोग हेपेटाइटिस B से संक्रमित हैं।
- लगभग 58 मिलियन लोग हेपेटाइटिस C से पीड़ित हैं।
- हर वर्ष लगभग 13 लाख लोगों की मृत्यु हेपेटाइटिस और उससे संबंधित जटिलताओं (सिरोसिस, लीवर कैंसर) से होती है।
- हेपेटाइटिस B और C, HIV से अधिक जानलेवा हैं।
- 2030 तक WHO का लक्ष्य है: 90% तक संक्रमण रोकना और 65% तक मृत्यु दर को कम करना।

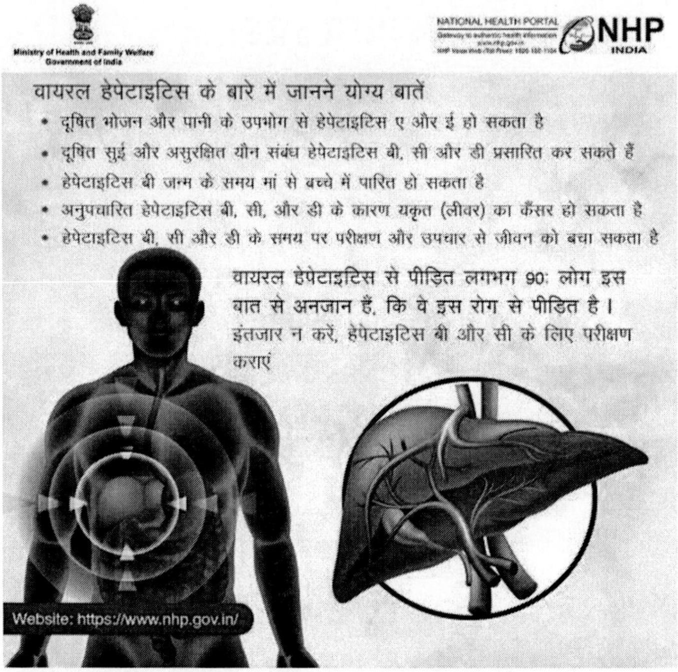

IN भारत में स्थिति (NVHCP और MoHFW डेटा अनुसार):

- भारत हेपेटाइटिस B और C दोनों के लिए 'मध्यम-से-उच्च संक्रमण' श्रेणी में आता है।
- हेपेटाइटिस B की व्यापकता: लगभग 3.7% (लगभग 40 मिलियन लोग)
- हेपेटाइटिस C की व्यापकता: लगभग 1% (लगभग 11-12 मिलियन लोग)
- हर वर्ष लाखों नए मामलों का पता चलता है, लेकिन अभी भी कई मरीज अनजाने में संक्रमित हैं।
- NVHCP के अंतर्गत 2020-2023 में:

- 2.5 करोड़ से अधिक लोगों की स्क्रीनिंग की गई।
- लगभग 8 लाख संक्रमितों को पहचान कर उपचार प्रदान किया गया।

प्रमुख जोखिम समूह:

- डायलिसिस मरीज
- HIV संक्रमित व्यक्ति
- इंजेक्शन ड्रग यूज़र
- गर्भवती महिलाएँ
- स्वास्थ्यकर्मी और लैब स्टाफ

आँकड़ों का महत्त्व:

- नीति निर्माण और स्वास्थ्य योजनाओं को प्रभावी रूप देने में सहायक
- टीकाकरण और जांच कार्यक्रमों की निगरानी में उपयोगी
- हाई-रिस्क समूहों को चिन्हित कर उन्हें प्राथमिकता देना

निष्कर्ष:

हेपेटाइटिस के खिलाफ लड़ाई में आँकड़े एक हथियार की तरह हैं – जो न केवल समस्या को समझने में मदद करते हैं, बल्कि समाधान की दिशा भी दिखाते हैं। जागरूकता, स्क्रीनिंग और उपचार कार्यक्रमों को तभी बल मिलेगा जब हम सटीक जानकारी और तथ्यों के साथ आगे बढ़ेंगे।

अध्याय : 28

कोविड-19 और हेपेटाइटिस का संबंध

कोविड-19 महामारी ने पूरी दुनिया को प्रभावित किया, और इसके प्रभाव केवल श्वसन तंत्र तक सीमित नहीं रहे। यह लिवर और हेपेटाइटिस जैसे पूर्व-मौजूद रोगों पर भी प्रभाव डालता है। ऐसे कई शोध और प्रेक्षण सामने आए हैं जिनसे पता चला कि कोविड-19 और हेपेटाइटिस के बीच महत्वपूर्ण संबंध मौजूद हैं।

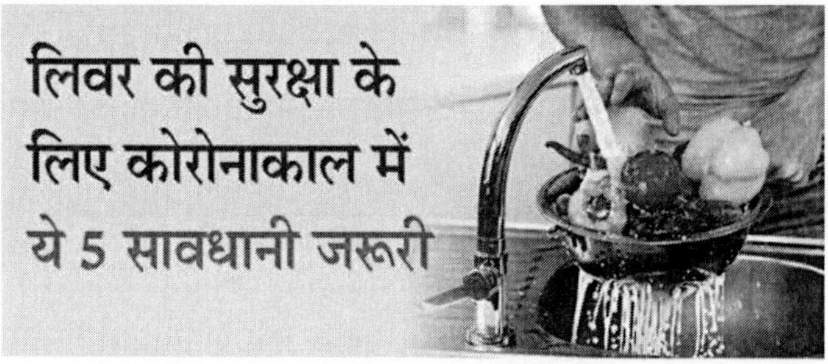

1. फल सब्जियों को अच्छी तरह धोकर खाएं।
2. दिन में कई बार हाथों को साबुन से धोएं।
3. बाहर निकलते समय मास्क जरूर लगाएं।
4. बाहर का पका हुआ खाना खाने से बचें।
5. पानी को उबालें और ठंडा करके पीएं।

1. कोविड-19 का लिवर पर प्रभाव:

- कोविड-19 वायरस (SARS-CoV-2) सीधे लिवर की कोशिकाओं को प्रभावित कर सकता है।

- संक्रमित मरीजों में LFT में बदलाव देखे गए – SGPT, SGOT, बिलीरुबिन आदि का स्तर बढ़ना आम था।
- गंभीर कोविड मामलों में लिवर एंजाइम्स का स्तर अत्यधिक बढ़ जाता था।

2. हेपेटाइटिस मरीजों पर कोविड-19 का प्रभाव:

- हेपेटाइटिस B या C से पीड़ित मरीजों में कोविड़-19 संक्रमण अधिक जटिल हो सकता है।
- पहले से कमजोर लिवर वाले मरीजों में कोविड संक्रमण के दौरान सिरोसिस, हेपेटिक एन्सेफेलोपैथी जैसी जटिलताएँ बढ़ जाती हैं।
- हेपेटाइटिस B के रोगियों में कोविड संक्रमण के साथ 'रिएक्टिवेशन' की संभावना देखी गई।

3. दवाओं का परस्पर प्रभाव:

- कोविड के इलाज में प्रयोग की जाने वाली कुछ दवाएं (जैसे रेमडेसिविर, स्टेरॉयड) लिवर पर असर डाल सकती हैं।
- हेपेटाइटिस के मरीजों के लिए दवाओं का चयन बहुत सोच-समझकर करना पड़ता है।

4. टीकाकरण:

- कोविड-19 वैक्सीन हेपेटाइटिस से ग्रसित व्यक्तियों के लिए सुरक्षित है।
- WHO और ICMR ने इसकी पुष्टि की है कि हेपेटाइटिस B/C के मरीज कोविड टीकाकरण से वंचित नहीं रहें।

5. लॉकडाउन और देखभाल में बाधा:

- कोविड महामारी के दौरान अस्पतालों में सीमित सेवाओं के कारण हेपेटाइटिस मरीजों की नियमित जांच और इलाज प्रभावित हुआ।
- कई मरीज दवाओं और परामर्श के अभाव में जटिलताओं का शिकार हो गए।

निष्कर्ष:

कोविड-19 और हेपेटाइटिस का संबंध प्रत्यक्ष और परोक्ष दोनों रूपों में महत्वपूर्ण है। भविष्य में किसी भी महामारी या संकट की स्थिति में हेपेटाइटिस जैसे पुराने रोगों की देखभाल पर विशेष ध्यान देना ज़रूरी है। एक समन्वित दृष्टिकोण ही मरीजों को संपूर्ण सुरक्षा दे सकता है।

अध्याय : 29

टीकाकरण की भूमिका और रणनीतियाँ

टीकाकरण हेपेटाइटिस से बचाव का सबसे प्रभावी और सुरक्षित तरीका है। यह न केवल व्यक्ति को संक्रमण से बचाता है, बल्कि सामूहिक प्रतिरक्षा (herd immunity) के माध्यम से पूरे समाज को सुरक्षा प्रदान करता है।

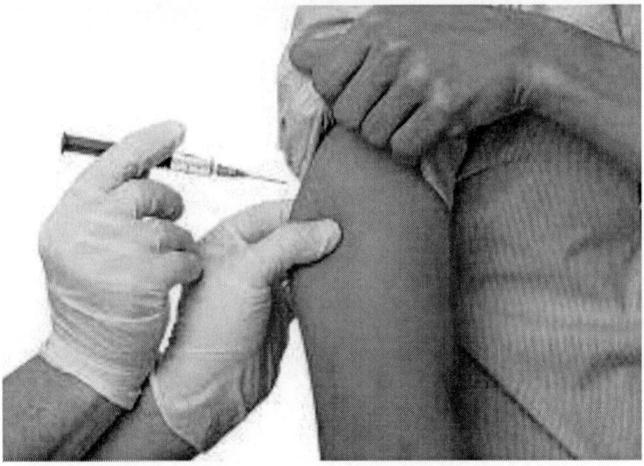

1. हेपेटाइटिस B वैक्सीन:

- यह एक सुरक्षित और अत्यंत प्रभावी टीका है जो विश्व भर में उपयोग किया जा रहा है।
- तीन खुराक में दिया जाता है: जन्म के समय, 1 माह और 6 माह पर।
- WHO के अनुसार, यह टीका 95% तक सुरक्षा प्रदान करता है।

2. हेपेटाइटिस A वैक्सीन:

- यह उन क्षेत्रों में दिया जाता है जहाँ पानी व खाद्य जनित संक्रमण सामान्य है।
- दो डोज़ में दिया जाता है: पहली खुराक और 6 महीने बाद दूसरी।
- यह बच्चों और यात्रा करने वालों के लिए विशेष रूप से अनुशंसित है।

3. भारत सरकार की रणनीतियाँ:

- हेपेटाइटिस B वैक्सीन को राष्ट्रीय टीकाकरण कार्यक्रम (UIP) में शामिल किया गया है।
- नवजात को जन्म के 24 घंटे के भीतर पहली खुराक देना अनिवार्य किया गया है।
- NVHCP के अंतर्गत हाई-रिस्क समूहों (जैसे डायलिसिस मरीज, स्वास्थ्यकर्मी) के लिए निःशुल्क टीकाकरण उपलब्ध है।

4. विशेष रणनीतियाँ:

- स्कूल आधारित टीकाकरण: बच्चों को स्कूली स्तर पर वैक्सीन प्रदान करना।
- अवगत माता-पिता: माता-पिता को टीके के महत्त्व के बारे में जागरूक बनाना।
- मोबाइल टीकाकरण इकाइयाँ: दूर-दराज के क्षेत्रों तक टीके पहुँचाना।
- डिजिटल रजिस्ट्रेशन और ट्रैकिंग: Co-WIN जैसे प्लेटफार्म से रिकॉर्ड रखना।

5. वैश्विक पहल:

- WHO, UNICEF और GAVI जैसे संगठनों ने कम आय वाले देशों में टीकाकरण पहुँचाने हेतु कार्यक्रम चलाए हैं।
- 'Birth Dose' की पहुंच बढ़ाने के लिए निवेश किया जा रहा है।

6. भविष्य की दिशा:

- हेपेटाइटिस C के लिए वैक्सीन अभी शोधाधीन है।
- mRNA आधारित नई पीढ़ी की वैक्सीन पर कार्य चल रहा है जो अधिक प्रभावशाली हो सकती है।

निष्कर्ष:

यदि हम समय पर, प्रभावी और समावेशी टीकाकरण सुनिश्चित करें, तो हेपेटाइटिस के संक्रमण को काफी हद तक रोका जा सकता है। यह एक साधारण लेकिन अत्यंत शक्तिशाली उपाय है जो आने वाली पीढ़ियों को सुरक्षित बना सकता है।

अध्याय : 30
हेपेटाइटिस पर डॉक्टरों और विशेषज्ञों की राय

हेपेटाइटिस जैसी गंभीर और व्यापक बीमारी के विषय में विशेषज्ञों की राय समाज को जागरूक करने और सही दिशा में मार्गदर्शन देने के लिए अत्यंत महत्वपूर्ण होती है। यह अध्याय विभिन्न विशेषज्ञों की दृष्टि से तैयार किया गया है, जो न केवल बीमारी के वैज्ञानिक पहलुओं को उजागर करता है, बल्कि समाज और नीति-निर्माताओं को भी जिम्मेदारी का बोध कराता है।

डॉ. सीमा अग्रवाल, वरिष्ठ यकृत रोग विशेषज्ञ:

"हेपेटाइटिस B और C को 'साइलेंट किलर' कहा जाता है। इनके लक्षण जब तक प्रकट होते हैं, तब तक लिवर को काफी नुकसान हो चुका होता है। इसलिए समय पर जांच और टीकाकरण ही सबसे बड़ा बचाव है।"

डॉ. अरुण कुमार, वायरोलॉजिस्ट:

"हेपेटाइटिस C वायरस पर हो रहा रिसर्च आज उस मोड़ पर है जहाँ हम इस वायरस को जड़ से खत्म करने की दिशा में बढ़ रहे हैं। नई जीन-एडिटिंग तकनीकें क्रांतिकारी बदलाव ला सकती हैं।"

डॉ. राकेश मेहता, फैमिली फिजिशियन:

"ग्रामीण क्षेत्रों में अब भी लोग झाड़-फूंक और घरेलू नुस्खों पर निर्भर रहते हैं। हमें इस मानसिकता को बदलना होगा और विज्ञान आधारित चिकित्सा को अपनाना होगा।"

डॉ. नीता शर्मा, महिला रोग विशेषज्ञ:

"हर गर्भवती महिला की हेपेटाइटिस B की जांच अनिवार्य होनी चाहिए। प्रसव के समय उचित सावधानी और नवजात को टीका देकर हम एक जीवन को सुरक्षित कर सकते हैं।"

डॉ. संजय चौहान, चिकित्सा शिक्षक:

"चिकित्सा छात्रों को केवल उपचार नहीं, बल्कि रोग की सामाजिक और मानसिक जटिलताओं को भी समझाना चाहिए। हेपेटाइटिस एक सामाजिक मुद्दा भी है।"

नीति विशेषज्ञ श्रीमती आराधना गोयल:

"यदि हम सार्वभौमिक टीकाकरण, सुरक्षित रक्त नीति, और जोखिम समूहों की स्क्रीनिंग सुनिश्चित करें, तो हेपेटाइटिस को समाप्त किया जा सकता है। इसके लिए राजनीतिक इच्छाशक्ति आवश्यक है।"

निष्कर्ष:

विशेषज्ञों की राय यह स्पष्ट करती है कि हेपेटाइटिस के खिलाफ जंग केवल दवा और जांच तक सीमित नहीं है– यह सामाजिक, राजनीतिक, शैक्षणिक और नैतिक भागीदारी की मांग करती है। यदि हर क्षेत्र के विशेषज्ञ अपनी भूमिका समझें और निभाएं, तो यह रोग पराजित हो सकता है।

अध्याय : 31

रोगी की आपबीती: एक प्रेरणादायक कहानी

यह कहानी है रीता शर्मा की– एक साधारण गृहिणी, जो एक असाधारण जंग की विजेता बनी। रीता को कभी यह अंदाजा भी नहीं था कि एक दिन उसका जीवन 'हेपेटाइटिस B' जैसी बीमारी से जूझेगा, परंतु उसने इस चुनौती का डटकर सामना किया और दूसरों के लिए प्रेरणा बन गई।

शुरुआत:

रीता को अचानक अत्यधिक थकान, त्वचा पर खुजली और मूत्र का गहरा रंग महसूस हुआ। उसने सोचा शायद गर्मी के कारण है, लेकिन जब आंखों में पीलापन दिखा तो परिवार ने डॉक्टर से संपर्क किया। जाँच में पता चला – वह हेपेटाइटिस B पॉज़िटिव है। यह खबर उसके लिए आकाश से गिरी बिजली जैसी थी।

भय और असमंजस:

प्रारंभ में रीता और उसके परिवार को भ्रम था – क्या यह छूने से फैलता है? क्या यह जानलेवा है? क्या अब कोई उससे मेलजोल नहीं रखेगा? डॉक्टर ने उन्हें धीरे-धीरे समझाया कि यह इलाज योग्य है और भेदभाव की कोई ज़रूरत नहीं।

इलाज की राह:

रीता ने डॉक्टर की सलाह पर नियमित रूप से दवाइयाँ लीं, संतुलित भोजन किया, शराब और अन्य नुकसानदायक चीजों से परहेज़ किया। परिवार ने उसका हौसला बढ़ाया, जिससे वह मानसिक रूप से भी मजबूत बनी रही।

सामाजिक चुनौतियाँ:

कुछ लोगों ने दूरी बनानी शुरू की। उसके बच्चों को स्कूल में चिढ़ाया गया। लेकिन रीता ने हार नहीं मानी – उसने स्कूल में जागरूकता सत्र आयोजित करवाया और लोगों को सही जानकारी दी। धीरे-धीरे स्थिति बदली।

जीवन में बदलाव:

तीन वर्षों के इलाज और अनुशासन के बाद अब रीता की हालत स्थिर है। वह हर महीने जांच कराती है, स्वस्थ जीवनशैली अपनाती है और अब तो वह गाँव में 'हेपेटाइटिस जागरूकता' अभियान की ब्रांड एंबेसडर बन चुकी है।

रीता का संदेश:

"हेपेटाइटिस कोई शर्म की बात नहीं है। यह एक बीमारी है, जिसका इलाज संभव है। डरिए मत, जाँच कराइए, इलाज कीजिए और फिर से जीवन को मुस्कराते हुए अपनाइए।"

निष्कर्ष:

रीता की कहानी हमें सिखाती है कि सही जानकारी, आत्मविश्वास और परिवार के सहयोग से किसी भी बीमारी को मात दी जा सकती है। वह आज न केवल स्वस्थ हैं, बल्कि समाज के लिए प्रेरणा भी हैं।

अध्याय : 32
हेपेटाइटिस और स्वास्थ्य नीति

हेपेटाइटिस जैसी गंभीर बीमारी से लड़ने में केवल चिकित्सा पद्धति ही नहीं, बल्कि प्रभावी स्वास्थ्य नीति भी निर्णायक भूमिका निभाती है। एक सशक्त नीति न केवल रोकथाम, जांच और उपचार को सुनिश्चित करती है, बल्कि संसाधनों का उचित उपयोग और सामाजिक समावेशिता को भी बढ़ावा देती है।

1. भारत की राष्ट्रीय वायरल हेपेटाइटिस नियंत्रण कार्यक्रम (NVHCP):

- वर्ष 2018 में शुरू किया गया यह कार्यक्रम, WHO के 2030 के उन्मूलन लक्ष्य की दिशा में भारत का प्रयास है।

मुख्य उद्देश्य:

- सार्वभौमिक स्क्रीनिंग और इलाज सुनिश्चित करना
- टीकाकरण का विस्तार
- जन-जागरूकता बढ़ाना
- उच्च जोखिम समूहों पर विशेष ध्यान देना

- इस कार्यक्रम के अंतर्गत कई राज्य स्तरीय और जिला स्तरीय केंद्र खोले गए हैं।

2. Universal Immunization Programme (UIP):

- भारत सरकार ने हेपेटाइटिस B को इस कार्यक्रम में शामिल किया है।
- नवजात शिशुओं को 24 घंटे के भीतर पहली खुराक देने की नीति अपनाई गई है।

3. सुरक्षित रक्त नीति:

- सभी रक्त दाताओं की HBV और HCV जांच अनिवार्य है।
- रक्त बैंकों में गुणवत्ता नियंत्रण और निगरानी को सख्त बनाया गया है।

4. हेल्थकेयर वर्करों की सुरक्षा:

- डॉक्टरों, नर्सों और लैब स्टाफ के लिए टीकाकरण और सुरक्षात्मक उपकरण अनिवार्य किए गए हैं।
- बायोमेडिकल वेस्ट मैनेजमेंट के नियमों को कड़ाई से लागू किया जा रहा है।

5. अंतर्राष्ट्रीय सहयोग:

- WHO, GAVI, UNICEF जैसे संगठनों के सहयोग से भारत में वैक्सीन वितरण और जागरूकता अभियान चलाए जा रहे हैं।
- WHO के ग्लोबल हेपेटाइटिस स्ट्रैटेजी 2022-2030 को भारत ने अपनाया है।

6. भविष्य की नीति सुझाव:

- हेपेटाइटिस C के इलाज को आयुष्मान भारत योजना में शामिल करना
- स्कूल-स्तरीय स्वास्थ्य शिक्षा में हेपेटाइटिस को जोड़ना
- अधिक बजट और शोध अनुदान उपलब्ध कराना
- टेलीमेडिसिन और डिजिटल स्वास्थ्य रिकॉर्ड का उपयोग बढ़ाना

निष्कर्ष:

जब तक नीति में स्पष्टता, प्रतिबद्धता और क्रियान्वयन की क्षमता न हो, तब तक कोई भी सार्वजनिक स्वास्थ्य प्रयास पूर्ण नहीं हो सकता। हेपेटाइटिस के उन्मूलन की दिशा में भारत सरकार द्वारा बनाई गई नीतियाँ एक सशक्त आधार प्रदान करती हैं – ज़रूरत है तो बस सतत निगरानी, संसाधन और जनसहयोग की।

अध्याय : 33

ग्रामीण क्षेत्रों में हेपेटाइटिस: एक विशेष चर्चा

ग्रामीण भारत आज भी अनेक स्वास्थ्य समस्याओं से जूझ रहा है, जिनमें हेपेटाइटिस एक गंभीर चुनौती के रूप में सामने आया है। अशिक्षा, जागरूकता की कमी, बुनियादी स्वास्थ्य सेवाओं की अनुपलब्धता और सामाजिक कलंक जैसी समस्याएँ इस बीमारी को गहराई से जड़ें जमाने देती हैं। यह अध्याय ग्रामीण परिवेश में हेपेटाइटिस की स्थिति, चुनौतियाँ और समाधान की दिशा में विशेष ध्यान केंद्रित करता है।

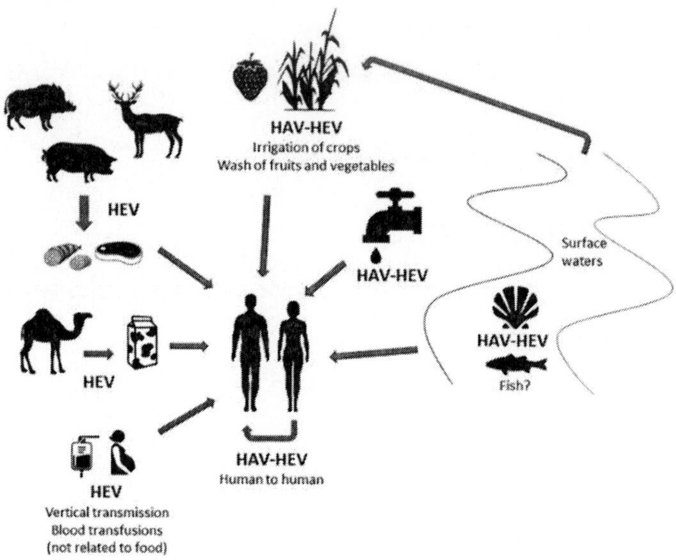

1. प्रमुख कारण:

- दूषित जल आपूर्ति और स्वच्छता की कमी
- खुले में शौच और अपशिष्ट प्रबंधन की अव्यवस्था
- संक्रमित सिरिंज और ब्लेड का बार-बार प्रयोग
- बिना जांच वाले रक्त का चढ़ाया जाना
- टीकाकरण और जानकारी की भारी कमी

2. सामाजिक भ्रांतियाँ और कलंक:

- कई ग्रामीण क्षेत्रों में हेपेटाइटिस को 'पाप' या 'छूत की बीमारी' समझा जाता है।
- मरीजों को सामाजिक अलगाव और तिरस्कार का सामना करना पड़ता है।

3. उपचार तक पहुँच:

- प्राथमिक स्वास्थ्य केंद्रों में प्रशिक्षित स्टाफ और उपकरणों की कमी
- दवाओं की अनुपलब्धता और रेफरल सिस्टम का अभाव
- आर्थिक तंगी और परिवहन की समस्याएँ

4. समाधान की दिशा:

- पंचायत स्तर पर स्वास्थ्य शिक्षा और जन-जागरूकता अभियान
- आशा कार्यकर्ताओं और ANM को हेपेटाइटिस विषयक विशेष प्रशिक्षण
- मोबाइल क्लिनिक और शिविरों के माध्यम से जाँच और इलाज

- स्कूलों, मेलों और धार्मिक आयोजनों में टीकाकरण अभियान
- स्वच्छ जल और शौचालय योजनाओं को और सशक्त बनाना

5. सफलता की मिसाल:

- उत्तर प्रदेश के इटावा जिले में हेल्थ कैंप के माध्यम से 5000 से अधिक ग्रामीणों की स्क्रीनिंग की गई
- गाँव के प्रधान और विद्यालय के सहयोग से टीका-करण दर 80% तक पहुँचाई गई

निष्कर्ष:

यदि हेपेटाइटिस को जड़ से समाप्त करना है, तो ग्रामीण भारत पर विशेष ध्यान देना होगा। सामाजिक विश्वास, स्थानीय नेतृत्व और सरकारी सहयोग से इस दिशा में चमत्कारिक परिवर्तन संभव हैं। स्वस्थ गाँव ही स्वस्थ राष्ट्र की नींव होते हैं।

अध्याय : 34

शहरी जीवनशैली और हेपेटाइटिस का बढ़ता खतरा

शहरीकरण के साथ जीवनशैली में तेजी से बदलाव आया है, जिसने स्वास्थ्य पर कई प्रभाव डाले हैं। हेपेटाइटिस जैसी बीमारियाँ, जो पहले मुख्यतः ग्रामीण क्षेत्रों से जुड़ी मानी जाती थीं, अब शहरी समाज में भी एक बड़ी चुनौती बन चुकी हैं। आधुनिक जीवनशैली, प्रदूषण, असुरक्षित आदतें और मानसिक तनाव – ये सभी शहरी हेपेटाइटिस संक्रमण को बढ़ाने वाले कारक हैं।

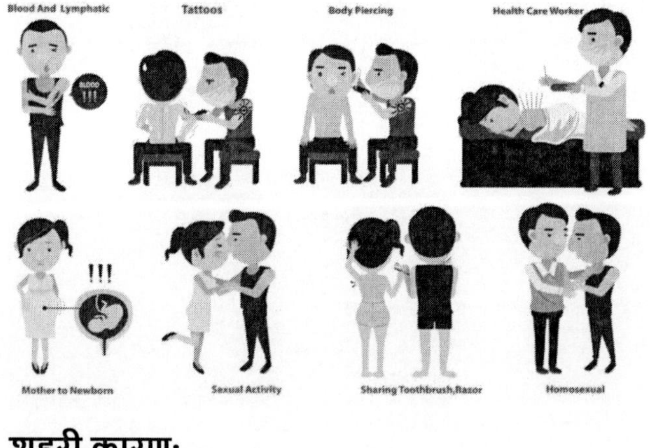

1. शहरी कारण:

- असुरक्षित यौन संबंधों की बढ़ती प्रवृत्ति

- टैटू, पियर्सिंग और ब्यूटी सैलून में स्वच्छता की अनदेखी
- ड्रग्स का सेवन और संक्रमित सुइयों का प्रयोग
- कार्यस्थल का तनाव, नींद की कमी और जंक फूड का अत्यधिक सेवन
- शराब की बढ़ती खपत, जिससे लिवर कमजोर होता है

2. जीवनशैली से जुड़ी चुनौतियाँ:

- फास्ट लाइफस्टाइल में स्वास्थ्य जांच को नजरअंदाज करना
- टीकाकरण के प्रति लापरवाही
- सोशल मीडिया पर फैलती अधूरी या गलत जानकारी
- व्यक्तिगत जिम्मेदारी की कमी

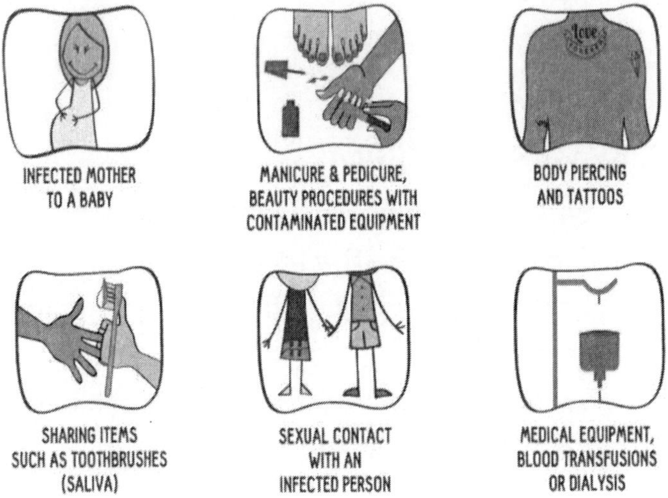

3. जोखिम समूह:

- युवा कामकाजी वर्ग
- MSM (Men who have sex with men)
- ड्रग उपयोगकर्ता
- कॉस्मेटिक क्लीनिक जाने वाले लोग
- स्वास्थ्य सेवाओं से वंचित शहरी झुग्गी क्षेत्र

4. समाधान:

- कॉरपोरेट स्वास्थ्य योजनाओं में हेपेटाइटिस स्क्रीनिंग शामिल करना
- स्कूल-कॉलेजों और जिम में हेल्थ एजुकेशन
- ब्यूटी पार्लर और टैटू सैलून को प्रशिक्षण और निरीक्षण के दायरे में लाना
- स्मार्टफोन आधारित स्वास्थ्य ऐप्स और रिमाइंडर सिस्टम
- ऑनलाइन प्लेटफार्म के जरिए जन-जागरूकता अभियान

5. नीति निर्माण की भूमिका:

- शहरी प्राथमिक स्वास्थ्य केंद्रों को हेपेटाइटिस जांच केंद्र के रूप में विकसित करना
- शहरी मलिन बस्तियों में विशेष शिविर आयोजित करना
- शहरी युवाओं को डिजिटल माध्यम से जोड़कर टीकाकरण अभियान चलाना

निष्कर्ष:

शहरी जीवन जहाँ सुविधाओं से भरा है, वहीं नई स्वास्थ्य चुनौतियाँ भी प्रस्तुत करता है। अगर शहरी समाज अपने आचरण, आदतों और जानकारी के स्तर में बदलाव लाए, तो हेपेटाइटिस को नियंत्रित करना कठिन नहीं होगा। शहरी नागरिकों की जागरूकता, ज़िम्मेदारी और भागीदारी – यही सफलता की कुंजी है।

अध्याय : 35

स्कूल और कॉलेज स्तर पर जागरूकता

देश की युवा पीढ़ी ही भविष्य की नींव है, और यदि इस वर्ग में स्वास्थ्य के प्रति जागरूकता विकसित की जाए, तो न केवल हेपेटाइटिस जैसी बीमारियों पर नियंत्रण पाया जा सकता है, बल्कि एक स्वस्थ समाज की स्थापना भी संभव है। स्कूल और कॉलेज ऐसे मंच हैं जहाँ छात्रों को प्रारंभिक अवस्था में ही स्वास्थ्य संबंधी आदतों, रोगों और उनके बचाव के बारे में शिक्षित किया जा सकता है।

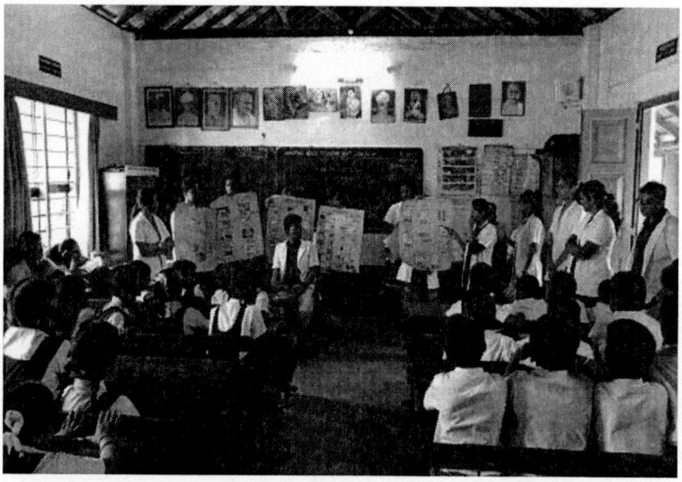

1. क्यों ज़रूरी है विद्यालयीय स्तर पर जागरूकता?

- अधिकांश संक्रमण बचपन या किशोरावस्था में हो सकते हैं।

- इस आयु वर्ग में टीकाकरण, स्वच्छता और यौन शिक्षा की महत्ता अधिक है।
- छात्रों के माध्यम से पूरे परिवार तक संदेश पहुँचाया जा सकता है।

2. क्या किया जा सकता है?

- साप्ताहिक स्वास्थ्य शिक्षा कक्षा – जिसमें हेपेटाइटिस जैसे रोगों की जानकारी हो।
- डॉक्टरों द्वारा विशेष व्याख्यान – स्थानीय अस्पतालों या मेडिकल कॉलेज से जुड़े विशेषज्ञों द्वारा।
- टीकाकरण अभियान – विद्यालय स्तर पर ही हेपेटाइटिस B के टीके की सुविधा देना।
- स्वच्छता प्रतियोगिताएँ – छात्रों को जागरूक करने हेतु निबंध, पोस्टर और भाषण प्रतियोगिताएँ।
- डिजिटल लर्निंग – मोबाइल ऐप्स, वीडियो और ऑडियो पुस्तिकाओं का उपयोग।

3. कॉलेज स्तर पर अतिरिक्त कदम:

- एनएसएस और एनसीसी के माध्यम से कैंपेन चलाना
- यौन स्वास्थ्य और संक्रमण विषयक वर्कशॉप्स
- ब्लड डोनेशन ड्राइव के साथ HBsAg/HCV स्क्रीनिंग
- मेडिकल स्टूडेंट्स द्वारा पियर एजुकेशन** कार्यक्रम

4. नीति-निर्माण की भूमिका:

- शिक्षा मंत्रालय द्वारा NCERT पाठ्यक्रम में स्वास्थ्य अध्यायों का समावेश

- CBSE/State Boards द्वारा अनिवार्य स्वास्थ्य सप्ताह आयोजन
- यूनिवर्सिटी ग्रांट्स कमीशन (UGC) के सहयोग से कॉलेजों में स्वास्थ्य क्लब की स्थापना

निष्कर्ष:

यदि हम अपनी युवा पीढ़ी को हेपेटाइटिस के बारे में शिक्षित करें और उन्हें भागीदार बनाएं, तो वे स्वयं तो सुरक्षित रहेंगे ही, साथ ही समाज में एक बदलाव के वाहक भी बनेंगे। स्कूल और कॉलेज शिक्षा का नहीं, जीवन निर्माण का केंद्र होते हैं – और जीवन तभी पूर्ण है जब वह स्वस्थ हो।

अध्याय : 36

नियंत्रण के लिए मीडिया और सोशल मीडिया की भूमिका

आज के युग में सूचना का सबसे तेज़ और प्रभावी माध्यम मीडिया और सोशल मीडिया है। यदि इन मंचों का सकारात्मक उपयोग किया जाए, तो हेपेटाइटिस जैसे रोगों के प्रति समाज को जागरूक करना, भ्रमों को तोड़ना और जन-आंदोलन खड़ा करना पूरी तरह संभव है। मीडिया अब सिर्फ खबरों तक सीमित नहीं, बल्कि यह जनस्वास्थ्य का एक मजबूत औजार बन चुका है।

1. पारंपरिक मीडिया की भूमिका:

- टीवी और रेडियो कार्यक्रम: दूरदर्शन, आकाशवाणी और निजी चैनलों द्वारा जन-हित अभियान
- अखबार और पत्रिकाएँ: नियमित लेख, स्वास्थ्य स्तंभ, विज्ञापन, केस स्टडी
- डॉक्यूमेंट्री और फीचर फिल्में: प्रभावशाली कहानियों के माध्यम से संदेश

2. सोशल मीडिया की शक्ति:

- फेसबुक, इंस्टाग्राम, यूट्यूब और ट्विटर जैसे प्लेटफार्म्स पर जनजागरूकता अभियान
- हैशटैग आंदोलन: #HepFreeIndia, #Know Hepatitis आदि ट्रेंड

- रील्स और शॉर्ट वीडियो: युवाओं तक पहुंचने का प्रभावी तरीका
- चैटबॉट और हेल्थ ऐप्स: स्वचालित जानकारी और मार्गदर्शन

3. सफल उदाहरण:

- WHO द्वारा 'World Hepatitis Day' पर डिजिटल पोस्टर्स और इंटरव्यूज़
- बॉलीवुड सेलिब्रिटीज द्वारा जागरूकता अभियान
- भारत सरकार की 'Mission Indradhanush' डिजिटल श्रृंखला

4. मीडिया के लिए सुझाव:

- संवेदनशीलता के साथ रोगी की छवि प्रस्तुत करना
- वैज्ञानिक तथ्यों पर आधारित सामग्री देना
- झूठी या डरावनी खबरों से बचना
- सरकारी योजनाओं की जानकारी सरल भाषा में प्रसारित करना

5. डिजिटल स्वच्छता:

- गलत जानकारी या मिथकों को चुनौती देना
- व्हाट्सएप, फेसबुक जैसे मंचों पर सतर्कता रखना
- सही स्रोतों (MoHFW, WHO, ICMR) से जानकारी साझा करना

निष्कर्ष:

हेपेटाइटिस के खिलाफ लड़ाई में मीडिया और सोशल मीडिया सिर्फ सहायक नहीं, बल्कि अग्रिम पंक्ति के योद्धा

हैं। यदि इनका रचनात्मक उपयोग किया जाए, तो यह न केवल जन-जागरूकता फैलाएँगे, बल्कि सामाजिक कलंक और भय को भी समाप्त करेंगे। सूचना का सही उपयोग – यही भविष्य की कुंजी है।

अध्याय : 37

आर्थिक बोझ और स्वास्थ्य प्रणाली पर प्रभाव

हेपेटाइटिस केवल एक चिकित्सा समस्या नहीं है, बल्कि यह एक गंभीर आर्थिक और सामाजिक बोझ भी है। यह बीमारी व्यक्तिगत, पारिवारिक और राष्ट्रीय स्तर पर स्वास्थ्य संसाधनों को प्रभावित करती है। इस अध्याय में हम हेपेटाइटिस से उत्पन्न होने वाले आर्थिक दबाव और स्वास्थ्य व्यवस्था पर उसके प्रभावों का विश्लेषण करेंगे।

1. व्यक्तिगत और पारिवारिक बोझ:

- लंबे समय तक इलाज, नियमित जांच और दवाइयों की लागत
- कामकाज से अनुपस्थिति, जिससे आय में कमी
- गंभीर मामलों में लिवर ट्रांसप्लांट जैसी महंगी चिकित्सा
- मानसिक तनाव और पारिवारिक कलह

2. स्वास्थ्य सेवाओं पर दबाव:

- OPD, IPD और ICU में लिवर संबंधित रोगियों की संख्या में वृद्धि
- संसाधनों का अधिक उपयोग – दवाएं, बेड, मशीनें, स्टाफ

- प्राथमिक स्वास्थ्य सेवाओं से लेकर सुपरस्पेशलिटी तक पर बोझ

3. राष्ट्रीय अर्थव्यवस्था पर प्रभाव:

- उत्पादक आयु वर्ग में रोग होने से श्रमशक्ति में गिरावट
- सरकार को स्वास्थ्य बजट का बड़ा हिस्सा इलाज पर खर्च करना पड़ता है
- बीमा कंपनियों पर क्लेम का बोझ बढ़ता है
- GDP पर अप्रत्यक्ष प्रभाव

4. लिवर ट्रांसप्लांट का खर्च:

- भारत में एक लिवर ट्रांसप्लांट की औसत लागत ₹15-25 लाख होती है
- यह लागत अधिकांश मध्यम वर्गीय परिवारों की पहुँच से बाहर है

5. समाधान की दिशा:

- रोग की प्रारंभिक अवस्था में पहचान और उपचार
- टीकाकरण पर जोर – जो लंबे समय में खर्च बचा सकता है
- जन-स्वास्थ्य बीमा योजनाओं में हेपेटाइटिस का समावेश
- CSR (कॉर्पोरेट सामाजिक उत्तरदायित्व) के तहत मुफ्त जांच और दवा वितरण
- डिजिटल हेल्थ रेकॉर्ड और टेलीमेडिसिन से सेवाओं की लागत में कमी

निष्कर्ष:

हेपेटाइटिस से होने वाला आर्थिक और व्यवस्थागत बोझ ऐसा है जिसे नज़रअंदाज नहीं किया जा सकता। सुनियोजित रणनीति, समयबद्ध उपचार और सामाजिक सहभागिता से हम इस भार को कम कर सकते हैं। स्वास्थ्य में निवेश, वास्तव में राष्ट्र के भविष्य में निवेश है।

अध्याय : 38

हेपेटाइटिस के उन्मूलन की दिशा में भारत की यात्रा

भारत सरकार और विभिन्न राज्य सरकारों ने पिछले वर्षों में हेपेटाइटिस उन्मूलन की दिशा में ठोस और संगठित प्रयास किए हैं। इस मिशन को सफल बनाने में केंद्र और राज्य स्तरीय नेतृत्व की भूमिका अत्यंत सराहनीय रही है। यह अध्याय इस यात्रा, उसकी चुनौतियों और उन महान व्यक्तित्वों को समर्पित है, जिन्होंने इस अभियान को दिशा और संबल प्रदान किया।

1. राष्ट्रीय स्तर पर नेतृत्व:

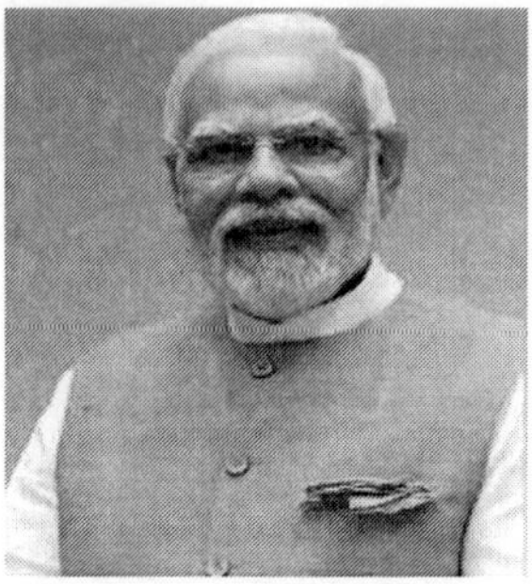

श्री नरेंद्र मोदी जी, माननीय प्रधानमंत्री, ने जनस्वास्थ्य को सर्वोच्च प्राथमिकता दी है। स्वच्छ भारत, आयुष्मान भारत, जनऔषधि और मिशन इन्द्रधनुष जैसे कार्यक्रमों के माध्यम से उन्होंने स्वास्थ्य और जीवनशैली को राष्ट्र निर्माण का

अभिन्न अंग बनाया। हेपेटाइटिस के प्रति जागरूकता, स्क्रीनिंग और टीकाकरण को भी राष्ट्रीय एजेंडे में स्थान मिला।

2. उत्तर प्रदेश में क्रियान्वयन:

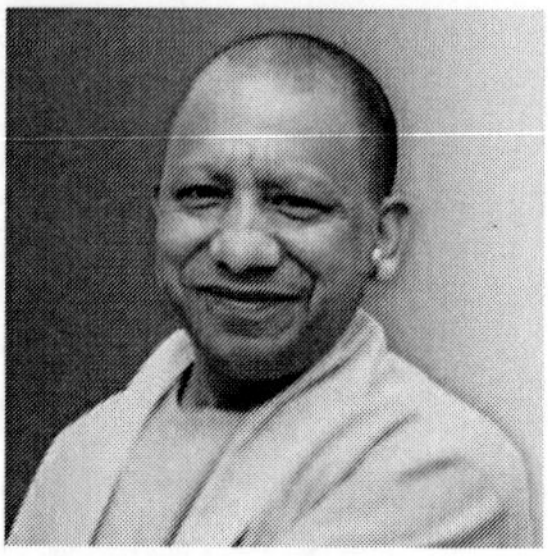

श्री योगी आदित्यनाथ जी, माननीय मुख्यमंत्री, उत्तर प्रदेश, ने स्वास्थ्य सेवा को जनसुलभ बनाने हेतु व्यापक प्रयास किए। राज्य में मेडिकल कॉलेजों, स्वास्थ्य केंद्रों और विशेष जांच शिविरों के माध्यम से हेपेटाइटिस की रोकथाम हेतु सशक्त आधार तैयार किया गया। उनकी सतत निगरानी और 'जनहित प्रथम' नीति ने अभियान को गहराई दी।

3. नीतिगत मार्गदर्शन:

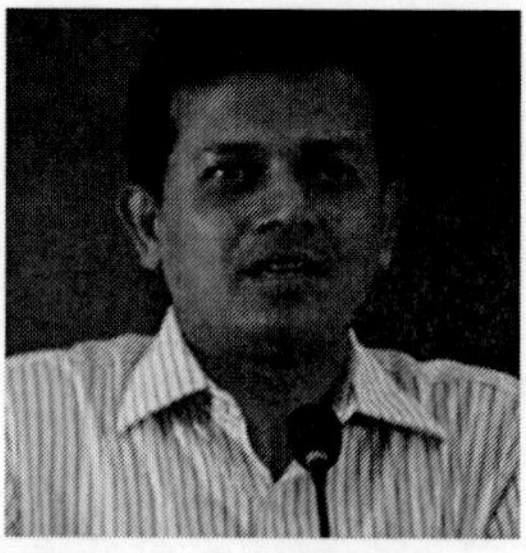

श्री पार्थ सारथी सेन शर्मा जी, प्रमुख सचिव, चिकित्सा शिक्षा, उत्तर प्रदेश, की प्रशासनिक दूरदर्शिता और

तकनीकी समझ ने NVHCP के प्रभावी क्रियान्वयन को सुनिश्चित किया। उन्होंने मेडिकल कॉलेजों को जागरूकता, स्क्रीनिंग और उपचार के केंद्र के रूप में विकसित करने का मार्ग प्रशस्त किया। उनके मार्गदर्शन में अनेक जिलों में प्रशिक्षण, मॉनिटरिंग और रिपोर्टिंग सिस्टम को सुदृढ़ किया गया।

4. तकनीकी नेतृत्व:

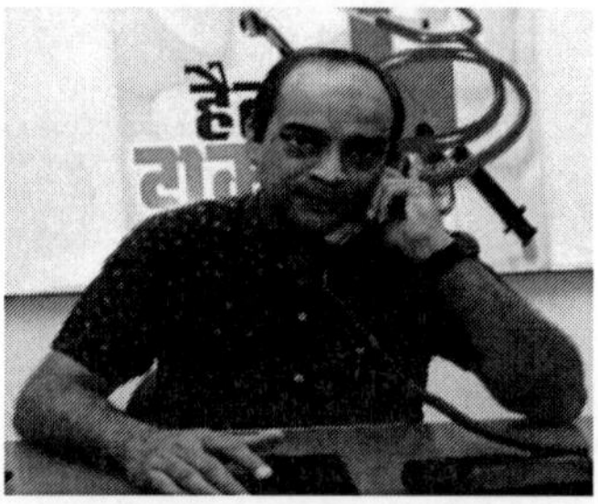

डॉ. विकासेंदु अग्रवाल जी, स्टेट नोडल अधिकारी, NVHCP, उत्तर प्रदेश, ने इस कार्यक्रम को जमीन पर उतारने में मुख्य भूमिका निभाई। उन्होंने जिलेवार माइक्रो-प्लानिंग, डाटा संग्रह, कर्मियों का प्रशिक्षण और मॉनिटरिंग की सशक्त प्रणाली विकसित की। उनकी तकनीकी दक्षता और समर्पण ने उत्तर प्रदेश को NVHCP के क्रियान्वयन में अग्रणी राज्यों में शामिल कर दिया।

5. उपलब्धियाँ:

- हजारों मरीजों की समय पर पहचान और उपचार
- लाखों लोगों की स्क्रीनिंग और जागरूकता अभियान
- मेडिकल कॉलेजों और स्वास्थ्य संस्थानों में हेपेटाइटिस क्लिनिक की स्थापना

- उच्च जोखिम समूहों में टीकाकरण कवरेज में वृद्धि

निष्कर्ष:

भारत की यह यात्रा अभी समाप्त नहीं हुई है, परंतु नेतृत्व, नीतियाँ और जमीनी कार्य की एकता से हम जल्द ही उस दिन को देख पाएँगे जब हेपेटाइटिस एक इतिहास बन जाएगा। प्रधानमंत्री, मुख्यमंत्री, प्रमुख सचिव और नोडल अधिकारी जैसे समर्पित नेतृत्व ने दिखा दिया है कि सही दिशा और दृढ़ संकल्प से कोई भी रोग परास्त किया जा सकता है।

अध्याय : 39

भविष्य का रोडमैप और सामूहिक जिम्मेदारी

हेपेटाइटिस के खिलाफ जंग केवल चिकित्सा पद्धति तक सीमित नहीं है। यह एक सामाजिक आंदोलन है जिसमें सरकार, समाज, स्वास्थ्यकर्मी, शिक्षक, छात्र, मीडिया और हर नागरिक की भूमिका महत्वपूर्ण है। यदि हम आने वाले वर्षों में हेपेटाइटिस को समाप्त करने का सपना देख रहे हैं, तो हमें एक स्पष्ट, सशक्त और समावेशी रोडमैप की आवश्यकता है।

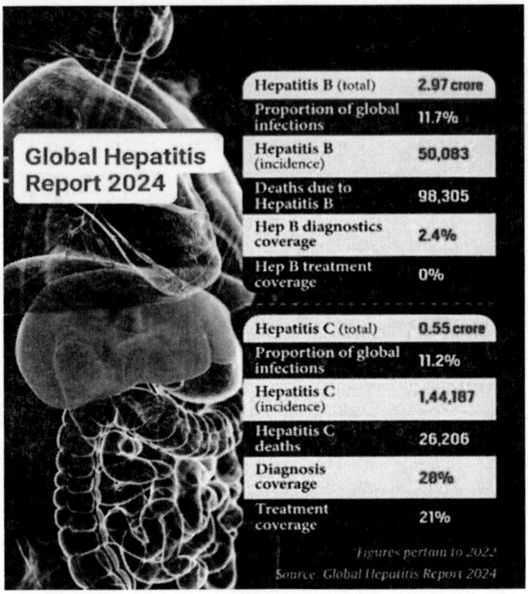

1. प्राथमिक लक्ष्य:

- वर्ष 2030 तक हेपेटाइटिस B और C को सार्वजनिक स्वास्थ्य समस्या की श्रेणी से बाहर करना
- संक्रमण की दर में 90% तक कमी और मृत्यु दर में 65% तक गिरावट लाना

2. पाँच स्तंभों पर आधारित रणनीति:

1. जागरूकता – हर स्तर पर जनसामान्य को सही जानकारी देना
2. टीकाकरण – उच्च जोखिम समूहों और नवजातों तक 100% कवरेज
3. स्क्रीनिंग – प्राथमिक स्वास्थ्य केंद्रों में निःशुल्क जांच सुविधा
4. इलाज – सुलभ, सस्ता और गुणवत्तापूर्ण उपचार
5. निगरानी– डेटा आधारित निर्णय और निगरानी प्रणाली

3. जिम्मेदारी किसकी?

- सरकार की – नीति, बजट, इंफ्रास्ट्रक्चर और निगरानी सुनिश्चित करना
- डॉक्टरों की – समय पर पहचान, परामर्श और मरीज को आत्मबल देना
- शिक्षकों की – अगली पीढ़ी को स्वास्थ्य के प्रति सजग बनाना
- मीडिया की – सही सूचना फैलाना और मिथकों को तोड़ना

- जनसामान्य की – अपनी जांच कराना, भेदभाव न करना और आस-पास के लोगों को प्रेरित करना

4. विशेष ध्यान:

- महिला और बच्चों में संक्रमण की रोकथाम
- जेल, रेड ज़ोन, झुग्गी क्षेत्रों जैसे उपेक्षित वर्गों तक पहुँच
- निजी क्षेत्र की भागीदारी (Public-Private Partnership)
- CSR के माध्यम से वित्तीय और तकनीकी सहयोग

निष्कर्ष:

भविष्य की राह स्पष्ट है, परन्तु उसकी सफलता हमारे आज के फैसलों और सामूहिक प्रयासों पर निर्भर करती है। हर नागरिक यदि इसे अपना उत्तरदायित्व माने, तो वह दिन दूर नहीं जब भारत हेपेटाइटिस मुक्त राष्ट्र कहलाएगा। यह केवल सरकार का काम नहीं – यह हम सबका संकल्प है। आइए, मिलकर इसे साकार करें।

अध्याय : 40

उपसंहार – आशा की ओर एक कदम

हर बीमारी का अंत केवल दवाओं से नहीं होता, बल्कि सामाजिक चेतना, मानवीय करुणा और राजनीतिक इच्छा शक्ति से होता है। हेपेटाइटिस की कहानी भी ऐसी ही है– एक अदृश्य लेकिन गहराई से असर करने वाला संक्रमण, जिसने न जाने कितने घरों की खुशियाँ छीनीं, कई जिंदगियों को समय से पहले थमा दिया। परंतु अब, यह कहानी बदल रही है। यह बदलाव केवल विज्ञान या सरकार नहीं ला रहे, बल्कि आप, हम, हम सब ला रहे हैं।

- जब एक मां नवजात शिशु को हेपेटाइटिस B का टीका दिलवाती है।
- जब एक शिक्षक बच्चों को स्वास्थ्य शिक्षा देता है।
- जब एक डॉक्टर अपने मरीज को केवल इलाज नहीं, आत्मबल भी देता है।
- जब एक युवा अपने गांव में जागरूकता रैली निकालता है।
- तब हेपेटाइटिस की हार की शुरुआत होती है।

इस पुस्तक का उद्देश्य केवल जानकारी देना नहीं था, बल्कि एक संवेदनशील, सतर्क और समर्पित समाज की नींव रखना था। अब यह ज़िम्मेदारी आप पर है – इसे पढ़कर कुछ पल सोचें, कुछ कदम उठाएं और बदलाव के वाहक बनें।

हमारे पास संसाधन हैं, नीतियाँ हैं, विज्ञान है – अब ज़रूरत है केवल सामूहिक संकल्प और निरंतर प्रयास की। भारत एक दिन हेपेटाइटिस मुक्त होगा – यह सपना नहीं, एक सुनिश्चित लक्ष्य है। आइए, हम सब मिलकर उस दिशा में एक ठोस कदम चलें – आशा की ओर।

उत्तरप्रदेश यूनिवर्सिटी ऑफ़ मेडिकल साइंसेज़ सैफ़ई में हेपेटाइटिस संबंधी आयोजित कार्यक्रम

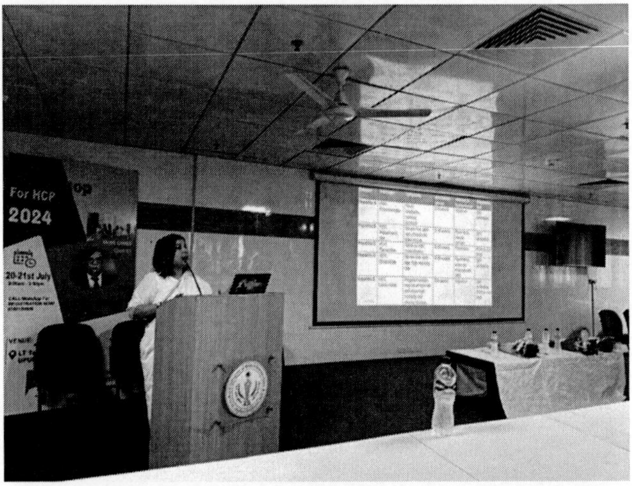

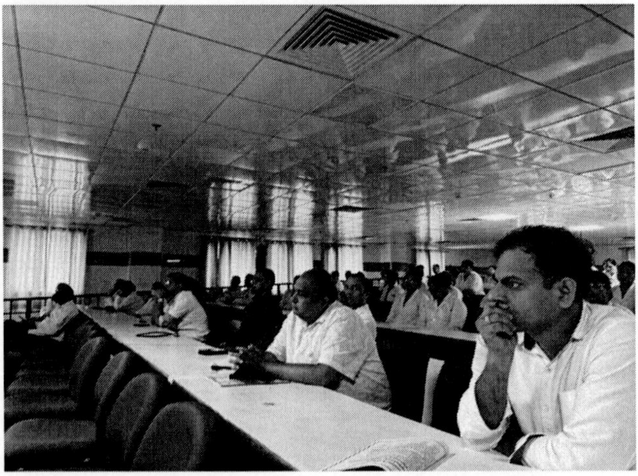

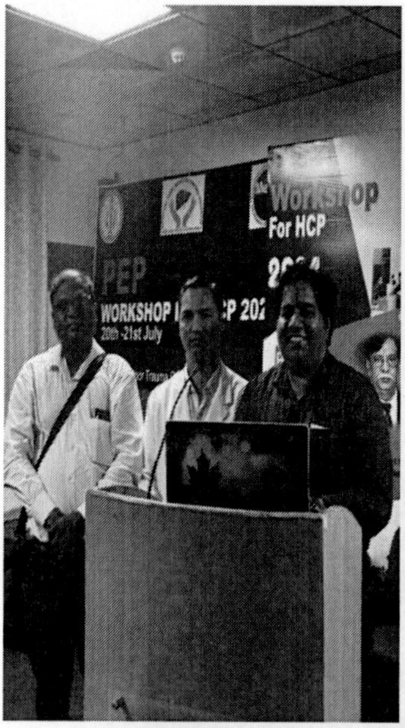
Workshop
For HCP
PEP
20th -21st July

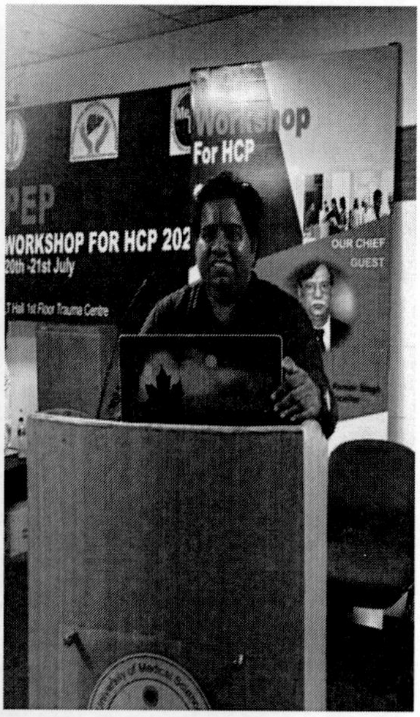
Workshop
For HCP
PEP
WORKSHOP FOR HCP 202
20th -21st July
LT Hall 1st Floor Trauma Centre
OUR CHIEF
GUEST

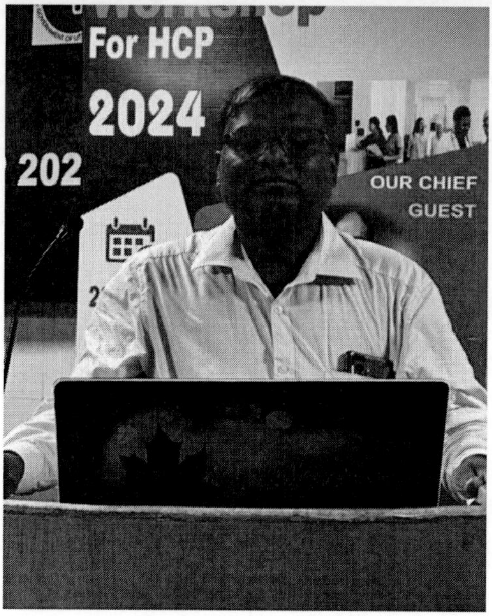
For HCP
2024
202
OUR CHIEF
GUEST

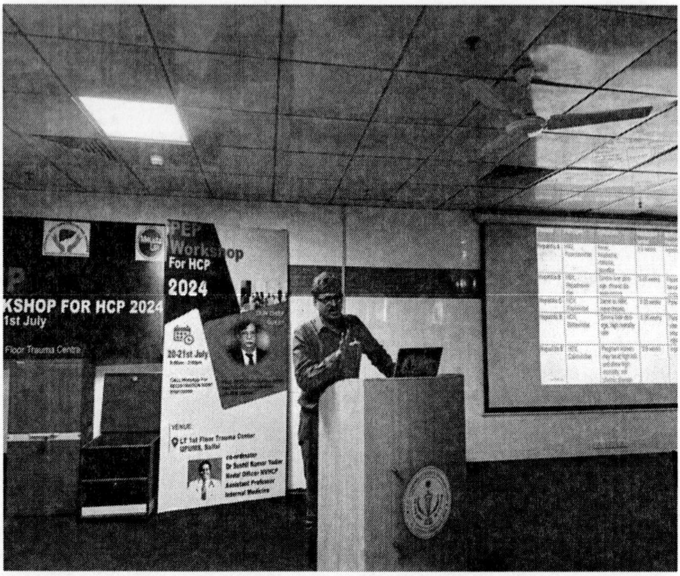
Workshop
For HCP
2024
KSHOP FOR HCP 2024
1st July
Floor Trauma Centre
20-21st July
VENUE:

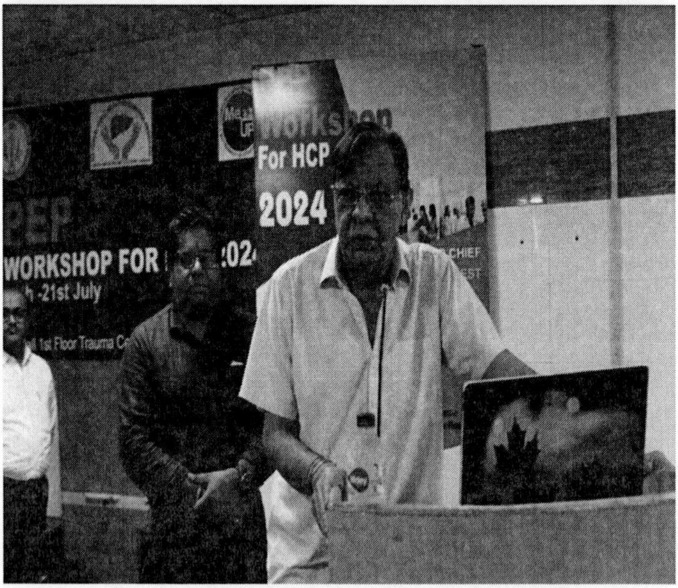
For HCP
2024
WORKSHOP FOR
h -21st July

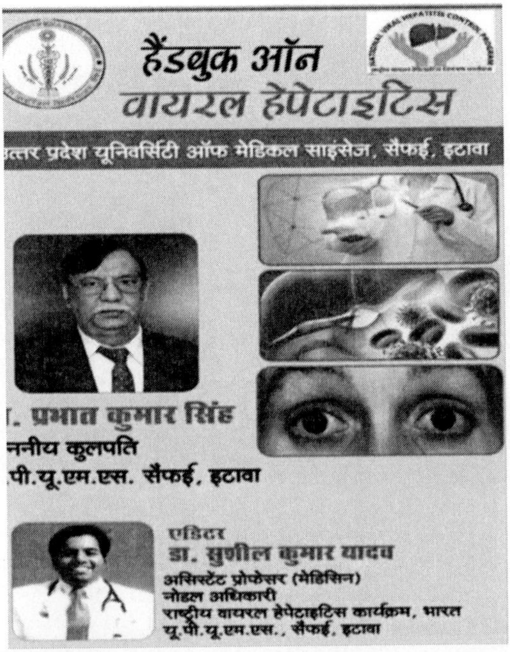
हैंडबुक ऑन
वायरल हेपेटाइटिस
उत्तर प्रदेश यूनिवर्सिटी ऑफ मेडिकल साइंसेज, सैफई, इटावा
. प्रभात कुमार सिंह
ननीय कुलपति
.पी.यू.एम.एस. सैफई, इटावा
एडिटर
डा. सुशील कुमार यादव
असिस्टेंट प्रोफेसर (मेडिसिन)
नोडल अधिकारी
राष्ट्रीय वायरल हेपेटाइटिस कार्यक्रम, भारत
यू.पी.यू.एम.एस., सैफई, इटावा

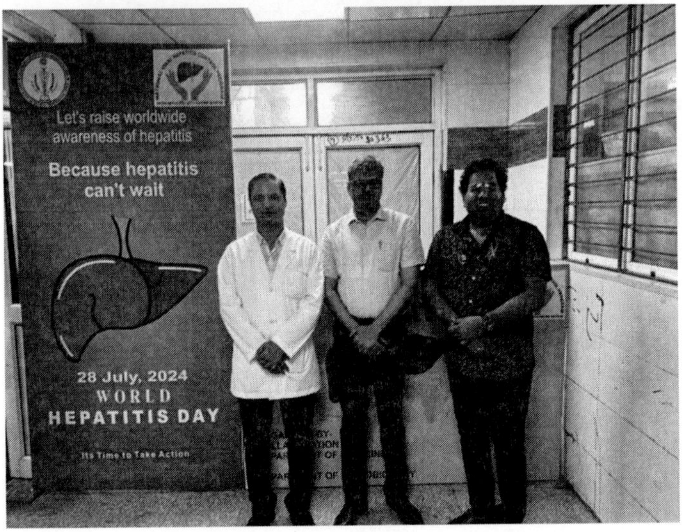
Let's raise worldwide awareness of hepatitis
Because hepatitis can't wait
28 July, 2024
WORLD
HEPATITIS DAY
Its Time to Take Action

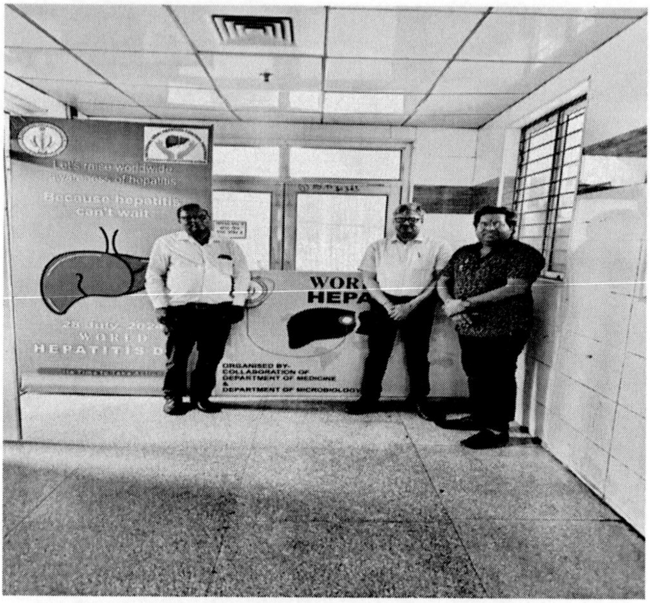
Because hepatitis
can't wait
ORGANISED BY-
COLLABORATION OF
DEPARTMENT OF MEDICINE
&
DEPARTMENT OF MICROBIOLOGY

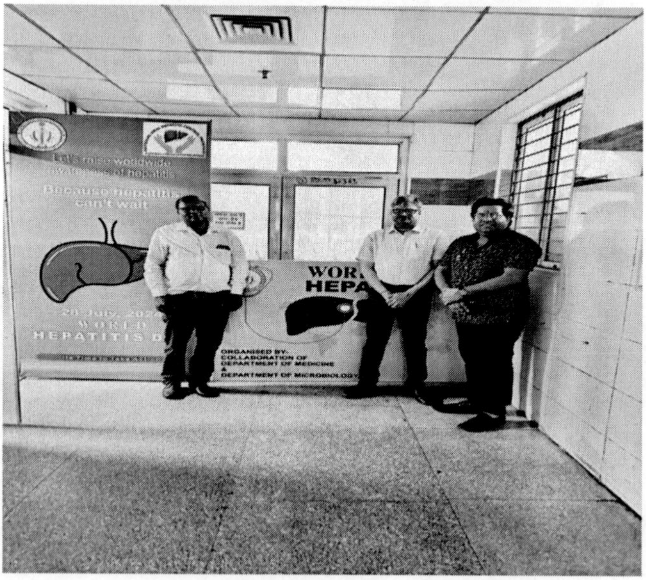
Because hepatitis
can't wait
ORGANISED BY-
COLLABORATION OF
DEPARTMENT OF MEDICINE
&
DEPARTMENT OF MICROBIOLOGY